La Dieta Antinfiammatoria

Rivoluzione Nutrizionale per una Vita Sana
Scopri come Perdere Peso, Riattivare il
Metabolismo, Rafforzare il Sistema Immunitario
e Ridurre le Infiammazioni

di Leo Torricelli

Sommario

CAPITOLO 1: Introduzione all'Infiammazione: Cosa Sappiamo?

"Cos'è l'infiammazione?" - Definire l'infiammazione, la sua origine biologica e il suo ruolo nel corpo umano.

L'infiammazione è un processo biologico fondamentale che il nostro corpo utilizza per proteggersi dalle infezioni e dalle lesioni. È la risposta immunitaria innata del corpo a qualsiasi danno subito, sia che provenga da un'infezione microbica, da un trauma fisico, da tossine o da altre cause. L'infiammazione non è sempre un nemico; anzi, in molte circostanze, rappresenta un meccanismo di difesa vitale.

Per comprendere appieno il concetto di infiammazione, è utile tornare alle sue radici biologiche. Il termine 'infiammazione' deriva dal latino "infiammare", che significa "accendere il fuoco". Questa denominazione rispecchia le cinque caratteristiche classiche di un'area infiammata: calore (calor), arrossamento (rubor), gonfiore (tumor), dolore (dolor) e perdita di funzione (functio laesa).

L'infiammazione si manifesta quando i vasi sanguigni nelle zone danneggiate si dilatano per consentire l'afflusso di più sangue nella zona. Questo processo è guidato da molecole segnale chiamate mediatori infiammatori, tra cui istamina, prostaglandine e citochine. Questi mediatori stimolano la dilatazione dei vasi sanguigni, aumentano la permeabilità dei capillari (facilitando il passaggio di proteine e fluidi nel tessuto danneggiato), e attraggono i leucociti (cellule bianche del sangue) nella zona infiammata.

In una situazione ideale, una volta eliminata la minaccia o riparato il danno, l'infiammazione si risolve spontaneamente e il tessuto ritorna alla normalità. Questo tipo di infiammazione è detto acuto, ed è di solito una risposta breve e intensa a una minaccia immediata.

Tuttavia, quando l'infiammazione non si risolve, può diventare cronica e persistere anche in assenza di una minaccia. Questo stato può danneggiare i tessuti circostanti e contribuire allo sviluppo di diverse malattie croniche. L'infiammazione cronica è spesso meno evidente, poiché può non avere sintomi visibili e può essere causata da fattori più insidiosi.

Riconoscere e comprendere l'infiammazione è fondamentale per la gestione della salute e del benessere. Sebbene l'infiammazione acuta sia un meccanismo di difesa necessario, l'infiammazione cronica può essere molto dannosa. È qui che interviene la dieta antinfiammatoria, un approccio nutrizionale che mira a ridurre l'infiammazione cronica e a promuovere la salute generale.

La dieta antinfiammatoria non è solo un regime per perdere peso, ma una strategia alimentare che promuove un benessere globale attraverso l'alimentazione. La scelta di cibi ricchi di antiossidanti, fibre, proteine di alta qualità, grassi sani e micronutrienti essenziali può aiutare a modulare la risposta infiammatoria del corpo. Allo stesso tempo, limitare l'assunzione di cibi ultra-processati, ricchi di zuccheri aggiunti, grassi trans e sale può ridurre la produzione di molecole pro-infiammatorie.

Comprendere l'infiammazione e il suo ruolo nel corpo umano è il primo passo per prendere decisioni alimentari informate che possono migliorare la salute e il benessere a lungo termine. La scienza dietro l'infiammazione è complessa, ma il messaggio fondamentale è semplice: l'alimentazione è un potente strumento che abbiamo a disposizione per influenzare il nostro stato di salute. Attraverso la scelta di cibi che sostengono la salute, possiamo aiutare a ridurre il rischio di infiammazione cronica e le malattie ad essa correlate.

"Tipi di infiammazione" - Distinguere tra infiammazione acuta e cronica, e come ciascuna influisce sulla nostra salute.

L'infiammazione, a dispetto di quanto possa sembrare, non è un fenomeno univoco. Può manifestarsi in due diverse forme, ciascuna con un proprio impatto sul nostro organismo: stiamo parlando dell'infiammazione acuta e di quella cronica.

L'infiammazione acuta è la risposta immediata e intensa del corpo a un evento traumatico, come un'infezione o un infortunio fisico. È un processo fondamentale per la nostra sopravvivenza: senza di esso, il nostro corpo non sarebbe in grado di reagire a lesioni e attacchi esterni. I segni tipici dell'infiammazione acuta sono gonfiore, calore, arrossamento, dolore e, talvolta, perdita di funzione della zona interessata. Questi sintomi sono causati da una serie di meccanismi biochimici che mirano a isolare e limitare il danno, rimuovere l'agente nocivo e avviare il processo di guarigione. Di norma, l'infiammazione acuta si risolve entro pochi giorni, una volta eliminata la causa scatenante.

D'altro canto, l'infiammazione cronica è un processo prolungato, a basso livello, che può durare per mesi, anni o, in alcuni casi, per tutta la vita. Questo tipo di infiammazione è spesso meno evidente della sua controparte acuta, in quanto i sintomi possono essere più sottili e meno appariscenti. Tuttavia, nonostante la sua apparente benignità, l'infiammazione cronica può avere effetti deleteri sulla salute.

L'origine dell'infiammazione cronica è intricata e dipende da un ampio spettro di elementi, che includono disturbi del sistema immunitario, infezioni durature, esposizione prolungata a agenti nocivi come fumo di sigaretta o alcol, o condizioni di vita non salutari, come un'alimentazione squilibrata e una vita sedentaria. Questa sorta di infiammazione può interessare pressoché ogni organo o sistema del corpo e si ritiene che influenzi significativamente la nascita e l'evoluzione di svariate patologie croniche, tra cui problemi cardiaci, diabete, tumori e malattie neurodegenerative. Ciò sottolinea il ruolo cruciale di comportamenti salutari, come una corretta alimentazione, l'attività fisica regolare, il controllo dello stress e un sonno adeguato, per mantenere un basso livello di infiammazione e ridurre il rischio di queste malattie.

Le due forme di infiammazione, pur condividendo alcune similitudini, sono fondamentalmente diverse per durata, sintomi e implicazioni per la salute. Mentre l'infiammazione acuta è un meccanismo di difesa cruciale che aiuta il corpo a guarire da lesioni e infezioni, l'infiammazione cronica può rappresentare una minaccia per la salute a lungo termine, contribuendo all'insorgenza di una serie di condizioni mediche complesse.

Comprendere queste due forme di infiammazione e come influenzano la nostra salute è fondamentale per promuovere strategie di prevenzione e cura efficaci. Nel corso dei prossimi capitoli, analizzeremo più in dettaglio le cause, i sintomi e le potenziali strategie di gestione per ciascun tipo di infiammazione.

Nel contesto dell'infiammazione cronica, uno degli aspetti cruciali è la sua relazione con lo stile di vita e la dieta. Numerosi studi hanno mostrato che una dieta ricca di zuccheri raffinati, grassi saturi e alimenti ultra-processati può promuovere l'infiammazione cronica. Al contrario, un'alimentazione ricca di frutta, verdura, cereali integrali, proteine magre e grassi salutari può aiutare a ridurre l'infiammazione e a migliorare la salute generale.

Le strategie di gestione dello stress, come la meditazione e lo yoga, possono inoltre aiutare a ridurre i livelli di infiammazione.

Un'altra area di ricerca emergente riguarda il ruolo del microbiota intestinale nell'infiammazione. Esistono evidenze crescenti che una flora intestinale sana può aiutare a regolare la risposta infiammatoria, suggerendo che la cura del microbiota intestinale potrebbe essere un'ulteriore strategia per la gestione dell'infiammazione cronica.

**"Cause e conseguenze dell'infiammazione cronica" -
Discussione sulle principali cause di infiammazione
cronica e sui suoi potenziali effetti negativi sulla
salute.**

L'infiammazione cronica è un tema di grande rilevanza
nell'ambito della salute pubblica, data la sua
implicazione in una vasta gamma di malattie e
patologie. A differenza dell'infiammazione acuta, il cui
ruolo positivo nel processo di guarigione è ben noto,
l'infiammazione cronica rappresenta una condizione più
subdola, che può avere gravi effetti sulla salute a lungo
termine se non viene adeguatamente gestita.

Le cause dell'infiammazione cronica sono molteplici e
complesse. Tra i fattori più comuni vi sono le malattie
autoimmuni, in cui il sistema immunitario attacca
erroneamente i tessuti sani del corpo, provocando una
risposta infiammatoria persistente. Le infezioni
croniche, come l'HIV, l'epatite C o la malattia di Lyme,
possono anch'esse provocare un'infiammazione
cronica. Allo stesso modo, l'esposizione prolungata a
sostanze tossiche o irritanti, come il fumo di sigaretta,
l'alcol o l'inquinamento atmosferico, può causare
un'infiammazione sostenuta.

Un fattore che merita una particolare attenzione è lo
stile di vita. Un'alimentazione poco equilibrata, ricca di

alimenti ultra-processati e povera di cibi integrali, frutta e verdura, può favorire lo stato infiammatorio.

Le conseguenze dell'infiammazione cronica sulla salute sono estese e variegate. Si ritiene che l'infiammazione cronica giochi un ruolo chiave in molte malattie non trasmissibili, come le malattie cardiovascolari, il diabete di tipo 2, l'obesità, le malattie neurodegenerative come l'Alzheimer e il Parkinson, e molti tipi di cancro.

L'infiammazione cronica può danneggiare i tessuti e gli organi del corpo, interferire con il normale funzionamento delle cellule e alterare l'equilibrio del sistema immunitario. Nel tempo, questo può portare a un accumulo di danni che compromette la funzionalità degli organi e favorisce l'insorgenza di malattie croniche.

Una conseguenza particolarmente preoccupante dell'infiammazione cronica è la sua relazione con l'aterosclerosi, una malattia che colpisce le arterie e che è alla base di molte malattie cardiovascolari. Si ritiene che l'infiammazione cronica promuova l'accumulo di placche nelle arterie, aumentando così il rischio di infarto e ictus.

Riconoscere e gestire l'infiammazione cronica è quindi fondamentale per la prevenzione e la gestione delle malattie croniche. Fortunatamente, abbiamo a nostra disposizione una serie di strumenti efficaci per affrontare questa sfida.

La ricerca sta inoltre esplorando nuove strategie per combattere l'infiammazione cronica, incluse terapie farmacologiche mirate, interventi di modifica dello stile di vita e approcci basati sulla mente e sul corpo.

Infine, è importante sottolineare che la comprensione e la gestione dell'infiammazione cronica non riguardano solo l'individuo. È un problema di salute pubblica che richiede un'azione collettiva. Politiche pubbliche efficaci, educazione alla salute e interventi ambientali possono tutti giocare un ruolo chiave nel ridurre l'incidenza dell'infiammazione cronica e delle malattie correlate.

"L'infiammazione e le malattie croniche" - Spiegare la correlazione tra infiammazione cronica e condizioni come malattie cardiovascolari, diabete, cancro, malattie autoimmuni e obesità.

L'infiammazione cronica, come abbiamo visto, può avere origine da molteplici cause e influire notevolmente sulla salute dell'individuo. Ma quale ruolo svolge specificamente nell'insorgenza di malattie croniche? Approfondiamo questo aspetto.

Innanzitutto, le malattie cardiovascolari. L'infiammazione cronica è strettamente correlata all'aterosclerosi, il processo che porta alla formazione di placche nelle arterie, aumentando il rischio di patologie come l'infarto e l'ictus. Quando le cellule endoteliali, che rivestono le pareti delle arterie, vengono danneggiate da fattori come l'ipertensione, il fumo o il colesterolo elevato, scatta una risposta infiammatoria che, se prolungata nel tempo, contribuisce all'accumulo di placche aterosclerotiche.

Per quanto riguarda il diabete di tipo 2, l'infiammazione cronica può contribuire all'insorgenza della resistenza all'insulina, una condizione in cui le cellule del corpo non rispondono adeguatamente all'insulina, ormone che regola i livelli di glucosio nel sangue. È stato riscontrato che alti livelli di citochine infiammatorie, molecole rilasciate durante l'infiammazione, sono presenti in individui con resistenza all'insulina.

Il cancro è un altro esempio di patologia in cui l'infiammazione cronica può giocare un ruolo chiave. L'infiammazione può favorire la crescita e la proliferazione delle cellule tumorali, contribuire alla formazione di nuovi vasi sanguigni che nutrono il tumore (angiogenesi) e favorire la diffusione delle cellule tumorali ad altre parti del corpo (metastasi).

Nelle malattie autoimmuni, come l'artrite reumatoide o la sclerosi multipla, l'infiammazione cronica deriva da un malfunzionamento del sistema immunitario che porta all'attacco di tessuti sani dell'organismo. Questa risposta infiammatoria persistente può danneggiare i tessuti colpiti e portare a una serie di sintomi, a seconda dell'organo o del sistema colpito.

Infine, l'obesità è strettamente correlata all'infiammazione cronica. Il tessuto adiposo negli individui obesi rilascia una serie di molecole pro-infiammatorie che contribuiscono a mantenere uno stato di infiammazione cronica. Questo può a sua volta favorire lo sviluppo di altre patologie associate all'obesità, come il diabete di tipo 2 e le malattie cardiovascolari.

Il legame tra infiammazione cronica e malattie croniche sottolinea l'importanza di un approccio preventivo e integrato alla salute.

"Identificare i sintomi dell'infiammazione cronica" - Indicare i segni e i sintomi dell'infiammazione cronica, nonché l'importanza del monitoraggio della salute per individuare questi segnali precoci.

A differenza dell'infiammazione acuta, i cui sintomi sono generalmente visibili e facilmente riconoscibili, l'infiammazione cronica si presenta in modo più subdolo. Spesso, infatti, non presenta sintomi evidenti fino a quando non si manifesta come una malattia cronica. Questo rende fondamentale la capacità di identificare i segni sottili di questa condizione per intervenire in maniera tempestiva.

Il rilevamento precoce dei sintomi dell'infiammazione cronica non è un compito facile. Questi possono variare a seconda dell'individuo e del tipo di tessuto o organo interessato. Tuttavia, ci sono alcuni segnali comuni che possono suggerire la presenza di un'infiammazione cronica.

L'affaticamento costante è uno di questi sintomi. Se si avverte una costante sensazione di stanchezza e mancanza di energia, senza una causa apparente, potrebbe essere il segno di un'infiammazione cronica.

Questo è dovuto al fatto che l'infiammazione cronica può interferire con il normale funzionamento delle cellule e ridurre la produzione di energia.

Dolori e rigidità articolari sono altri segnali comuni di infiammazione cronica. Questi possono essere particolarmente presenti al risveglio, quando le articolazioni potrebbero apparire rigide o dolenti. Questo è dovuto all'infiammazione dei tessuti articolari, che può causare gonfiore e dolore.

Disturbi del sonno, come insonnia o sonno interrotto, possono essere un altro indicatore di infiammazione cronica. L'infiammazione può infatti interferire con i normali ritmi circadiani del corpo, alterando i meccanismi che regolano il sonno.

Problemi di pelle, come eruzioni cutanee, psoriasi o eczema, possono essere anch'essi un segno di infiammazione cronica. Questo perché l'infiammazione può danneggiare i tessuti cutanei, causando vari problemi dermatologici.

Diversi sintomi digestivi, come gonfiore, gas, diarrea o costipazione, possono indicare un'infiammazione cronica del sistema digestivo. Questo può essere particolarmente vero se questi sintomi si verificano regolarmente senza una causa alimentare evidente.

Identificare questi segni precoci di infiammazione cronica richiede un attento monitoraggio della propria salute e del proprio benessere. È importante ascoltare attentamente il proprio corpo e non ignorare i segni sottili che qualcosa potrebbe non andare bene. Inoltre, è consigliabile sottoporsi a controlli medici regolari per monitorare lo stato di salute e individuare eventuali segni di infiammazione cronica.

CAPITOLO 2: Nutrizione e Infiammazione: Il Collegamento Essenziale

"Il ruolo della dieta nella regolazione dell'infiammazione" - Spiegazione di come ciò che mangiamo può influenzare i livelli di infiammazione nel nostro corpo.

Nel contesto della salute umana, la nutrizione assume un ruolo di fondamentale importanza, non solo per il suo apporto energetico, ma anche per la sua capacità di influenzare i processi biologici, tra cui l'infiammazione. Ciò che ingeriamo, infatti, può avere un impatto significativo sui livelli di infiammazione nel nostro corpo.

La connessione tra dieta e infiammazione può essere tracciata attraverso vari meccanismi. Prima di tutto, alcuni alimenti sono ricchi di nutrienti anti-infiammatori, come gli acidi grassi omega-3, presenti nel pesce grasso, le noci e i semi di lino, o le vitamine A, C ed E, abbondanti in frutta e verdura colorate. Questi nutrienti possono contribuire a ridurre l'infiammazione regolando le vie biochimiche che la producono.

D'altra parte, alcuni alimenti possono promuovere l'infiammazione. Alimenti ad alto contenuto di zuccheri raffinati, grassi trans e saturi, come cibi fritti, bevande zuccherate e cibi lavorati, possono innescare processi infiammatori. Questo avviene perché tali alimenti possono alterare l'equilibrio dei batteri intestinali, portare a un sovrappeso o obesità e aumentare lo stress ossidativo, tutti fattori che possono promuovere l'infiammazione.

Un altro aspetto cruciale del collegamento dieta-infiammazione riguarda l'indice glicemico degli alimenti. Alimenti con un alto indice glicemico, come il pane bianco, i dolci e le patatine fritte, possono causare rapidi picchi di glucosio nel sangue, che possono stimolare l'infiammazione. Al contrario, alimenti con un basso indice glicemico, come le verdure, i legumi e i cereali integrali, possono aiutare a mantenere stabili i livelli di glucosio nel sangue, contribuendo così a regolare l'infiammazione.

Un ruolo importante lo svolgono anche le fibre, presenti in alimenti come frutta, verdura, legumi e cereali integrali. Le fibre alimentari possono favorire la salute intestinale e, a loro volta, aiutare a regolare l'infiammazione. Questo perché un intestino sano è sede di una varietà di batteri benefici, che possono produrre sostanze anti-infiammatorie e contribuire all'equilibrio del sistema immunitario.

In sintesi, la dieta può avere un impatto significativo sui livelli di infiammazione nel corpo, attraverso una varietà di meccanismi. Scegliere alimenti ricchi di nutrienti anti-infiammatori, limitare l'assunzione di alimenti pro-infiammatori, preferire alimenti con un basso indice glicemico e consumare una quantità adeguata di fibre, possono essere strategie efficaci per regolare l'infiammazione e promuovere la salute generale. Tuttavia, è importante ricordare che la dieta non è l'unico fattore che può influenzare i livelli di infiammazione. Inoltre, ciascuno individuo può rispondere in modo diverso agli alimenti a causa delle differenze genetiche, del microbiota intestinale e di altri fattori personali. Pertanto, una strategia nutrizionale anti-infiammatoria può richiedere un approccio personalizzato, tenendo conto delle esigenze e delle caratteristiche individuali.

La dieta può essere vista come un potente strumento a nostra disposizione per modulare l'infiammazione e, di conseguenza, il rischio di sviluppare malattie croniche associate all'infiammazione.

"Alimenti pro-infiammatori e anti-infiammatori" - Identificazione degli alimenti che possono aumentare l'infiammazione e quelli che possono aiutare a ridurla.

La risposta infiammatoria del nostro corpo, come abbiamo già detto, è una componente vitale del nostro sistema immunitario. Tuttavia, ciò che molti non sanno è quanto profondamente l'alimentazione possa influenzare questa risposta, soprattutto attraverso la distinzione tra alimenti pro-infiammatori e anti-infiammatori. Questi termini non solo descrivono il potenziale impatto di specifici alimenti sulla risposta infiammatoria, ma delineano anche una scelta dietetica che può avere un impatto diretto sulla nostra salute.

Gli alimenti pro-infiammatori sono quelli che possono esacerbare l'infiammazione nel corpo. Questi alimenti, purtroppo, sono frequentemente presenti nelle diete occidentali moderne. Essi comprendono cibi ad alto contenuto di zuccheri aggiunti, come bevande zuccherate, dolci e snack; cibi ricchi di grassi saturi e trans, come carni rosse, cibi fritti e prodotti da forno; e cibi con alti livelli di sodio e conservanti, come cibi pronti e alcuni tipi di cibi in scatola. Inoltre, il consumo eccessivo di alcol e l'esposizione a determinati additivi alimentari o alimenti altamente trasformati possono aumentare l'infiammazione nel corpo.

Al contrario, gli alimenti anti-infiammatori hanno la capacità di contrastare l'infiammazione. Questi sono alimenti ricchi di sostanze nutritive essenziali, antiossidanti e fibre che aiutano a calmare l'infiammazione e a rafforzare il sistema immunitario. Frutta e verdura fresche, come bacche, meloni, verdure a foglia verde, broccoli e peperoni, sono esempi eccellenti di alimenti anti-infiammatori. Lo stesso vale per le proteine magre come il pesce grasso, le noci e i semi, e i cibi ricchi di acidi grassi omega-3 come l'olio d'oliva e i semi di lino. Legumi e cereali integrali, ricchi di fibre, sono un altro esempio di alimenti anti-infiammatori.

Non basta però inserire gli alimenti anti-infiammatori nella propria dieta, è fondamentale che essi prendano il posto di quelli pro-infiammatori. Questo non significa solo "aggiungere", ma "sostituire" nella vera accezione del termine. Per esempio, scegliere un piatto di pesce al posto di un hamburger, o sostituire gli snack zuccherati con frutta fresca e noci.

Il metodo di preparazione degli alimenti è un altro fattore che può influenzare il loro potenziale infiammatorio. La cottura ad alte temperature, come la frittura, può aumentare il contenuto di grassi trans degli alimenti, rendendoli più pro-infiammatori. Al contrario, metodi di cottura più dolci, come la cottura a vapore o al forno, possono preservare meglio i nutrienti antinfiammatori degli alimenti.

Infine, sottolineiamo l'importanza della varietà nella dieta. Non esiste un singolo "superfood" che può far fronte a tutte le necessità del nostro corpo. È l'insieme di una dieta equilibrata e varia, che include una gamma completa di alimenti anti-infiammatori, che può fornire il maggior beneficio. Ricordiamo anche che l'assunzione di alimenti pro-infiammatori non deve essere completamente eliminata, ma limitata e equilibrata con l'introduzione di alimenti antinfiammatori.

Sulla base di queste considerazioni, l'idea di un piano alimentare anti-infiammatorio non deve essere percepita come una dieta rigida o restrittiva, ma come uno stile di vita alimentare consapevole, basato sulla scelta di cibi che non solo nutrono il corpo, ma che aiutano a mantenerlo in uno stato di equilibrio e benessere.

L'alimentazione gioca un ruolo chiave nel mantenere il controllo dell'infiammazione nel nostro corpo. Comprendere quali alimenti promuovono l'infiammazione e quali aiutano a ridurla, ci dà un potente strumento per gestire e influenzare la nostra salute. Anche se la genetica e altri fattori possono giocare un ruolo nell'infiammazione cronica, le scelte alimentari che facciamo ogni giorno hanno un impatto immediato e duraturo sul nostro benessere. Alimentarsi in modo consapevole può essere un passo importante verso la prevenzione e la gestione dell'infiammazione cronica, e quindi verso una vita più sana.

Da tutto ciò emerge chiaramente che l'adozione di uno stile di vita e di una dieta antinfiammatoria non è solo un metodo per perdere peso o per seguire una moda, ma è una strategia vitale per promuovere la salute a lungo termine e prevenire molte delle malattie croniche associate all'infiammazione. Le scelte che facciamo oggi in termini di alimentazione possono avere un impatto significativo sulla nostra salute futura. La buona notizia è che abbiamo il potere di influenzare positivamente questa direzione con le scelte alimentari che facciamo ogni giorno. E una dieta antinfiammatoria può essere un ottimo punto di partenza.

"La scienza dietro l'infiammazione e la nutrizione" - Discussione sulla ricerca che collega l'alimentazione con l'infiammazione, inclusi studi chiave e scoperte recenti.

Negli ultimi decenni, la scienza ha cominciato a svelare in dettaglio il legame tra l'alimentazione e l'infiammazione. A partire dagli anni '90, numerosi studi epidemiologici hanno iniziato a suggerire che la dieta può avere un effetto sostanziale sull'infiammazione. La ricerca ha analizzato la relazione tra l'infiammazione e l'assunzione di determinati tipi di alimenti, mettendo in luce la connessione tra di essi e i livelli di infiammazione nel corpo.

Una delle principali scoperte in questo campo è l'effetto degli acidi grassi sulla risposta infiammatoria del corpo. Gli acidi grassi omega-3, in particolare, hanno dimostrato di avere potenti proprietà antinfiammatorie. Questi acidi grassi, presenti in grande quantità nel pesce grasso come il salmone e la sardina, nonché in semi di lino e noci, agiscono sulle cellule immunitarie, modulando la loro risposta e riducendo la produzione di molecole pro-infiammatorie. Questa scoperta ha aperto la strada alla comprensione di come la dieta può influenzare direttamente i meccanismi biologici dell'infiammazione.

Un'altra scoperta fondamentale riguarda l'effetto dei carboidrati sulla risposta infiammatoria del corpo. Gli alimenti con un alto indice glicemico, come il pane bianco, i dolci e gli zuccheri raffinati, possono causare picchi di zucchero nel sangue, stimolando il corpo a produrre insulina in eccesso. Questo può portare a un aumento dell'infiammazione, come dimostrato da vari studi.

Inoltre, la ricerca ha evidenziato l'importanza delle fibre alimentari per la salute intestinale e la regolazione dell'infiammazione. Le fibre agiscono come prebiotici, nutrendo i batteri benefici nell'intestino e aiutando a mantenere un microbiota intestinale sano. Un microbiota intestinale equilibrato è stato associato a livelli ridotti di infiammazione, poiché i batteri benefici possono produrre composti antinfiammatori.

La ricerca più recente si è concentrata sulla scoperta di composti specifici negli alimenti che possono modulare la risposta infiammatoria del corpo. Questi includono polifenoli come la curcumina nel curry, il resveratrolo nel vino rosso e l'epigallocatechina gallato nel tè verde. Questi composti hanno dimostrato di agire su specifici pathway cellulari per ridurre l'infiammazione.

Tuttavia, nonostante queste scoperte, la ricerca sull'infiammazione e la nutrizione è ancora in corso. Molti meccanismi biologici che collegano la dieta all'infiammazione rimangono da scoprire. Inoltre, gran parte della ricerca esistente si basa su studi osservazionali, che possono stabilire correlazioni, ma non dimostrare la causalità. Sono necessari ulteriori studi clinici per confermare i risultati preliminari e per svelare i dettagli su come specifici nutrienti o schemi dietetici interagiscono con il sistema immunitario del nostro corpo.

Recentemente, la ricerca si è concentrata anche sulla connessione tra dieta e microbiota intestinale, considerando come il bilanciamento di questi microrganismi possa influenzare l'infiammazione. Il microbiota intestinale ha un ruolo chiave nella regolazione del sistema immunitario e nell'infiammazione. Alimenti ricchi di fibre, prebiotici e probiotici, come verdure, legumi, frutta, yogurt e cibi fermentati, possono aiutare a mantenere un sano equilibrio del microbiota, potenzialmente riducendo l'infiammazione.

È importante ricordare che, nonostante tutte queste scoperte, la scienza non può ancora fornire una "dieta anti-infiammatoria" universale. Ciò che è emerso chiaramente dalla ricerca è che una dieta equilibrata e varia, ricca di alimenti vegetali, fibre, proteine magre e grassi buoni, sembra essere il miglior approccio per ridurre l'infiammazione. Sono tuttavia necessarie ulteriori ricerche per affinare queste raccomandazioni e capire come personalizzare le diete per le esigenze individuali.

"Come una dieta mal bilanciata può causare infiammazione" - Discussione su come una dieta ricca di zuccheri, grassi saturi e cibi ultra-trasformati può contribuire all'infiammazione cronica.

Un'importante area di discussione nel legame tra nutrizione e infiammazione riguarda l'effetto di una dieta mal bilanciata sull'organismo. È ben noto che l'alimentazione può essere un fattore chiave nello scatenare o mitigare l'infiammazione. In particolare, una dieta ricca di zuccheri, grassi saturi e cibi ultra-trasformati può contribuire all'insorgenza e alla persistenza dell'infiammazione cronica.

Gli zuccheri aggiunti, presenti in molte bevande dolci e cibi trasformati, possono essere particolarmente dannosi. Quando consumati in eccesso, possono portare ad aumenti rapidi e significativi della glicemia e dell'insulina, causando uno stato di stress metabolico che può innescare una risposta infiammatoria. A lungo termine, il consumo eccessivo di zuccheri può portare a resistenza all'insulina, un fattore di rischio per diverse malattie croniche associate all'infiammazione, tra cui diabete e malattie cardiache.

I grassi saturi, comuni in alimenti come carni rosse, burro e cibi trasformati, possono avere un effetto simile. Quando consumati in eccesso, possono alterare la funzione delle cellule immunitarie, promuovendo una risposta infiammatoria. Inoltre, questi grassi possono contribuire all'accumulo di colesterolo LDL, noto come "colesterolo cattivo", nelle arterie, un processo che può scatenare un'infiammazione e portare a malattie cardiovascolari.

I cibi ultra-trasformati, che includono molte varietà di snack, pasti pronti, cibi confezionati e bevande zuccherate, possono essere particolarmente dannosi. Questi alimenti tendono ad essere ricchi di zuccheri, grassi saturi e sale, e poveri di fibre e nutrienti essenziali. Possono anche contenere additivi alimentari, come coloranti, conservanti e aromi artificiali, che possono scatenare una risposta infiammatoria. Inoltre, alcuni studi suggeriscono che il consumo frequente di cibi ultra-trasformati può alterare il microbiota intestinale, promuovendo l'infiammazione.

Un'altra preoccupazione riguarda l'alto consumo di cibi a basso contenuto di fibre. La fibra alimentare, comune in frutta, verdura, legumi e cereali integrali, è essenziale per la salute intestinale e può aiutare a ridurre l'infiammazione. Quando la fibra manca nella dieta, può alterare l'equilibrio del microbiota intestinale, che a sua volta può promuovere l'infiammazione.

"La dieta antinfiammatoria: un'anteprima" - Un primo sguardo alla dieta antinfiammatoria e a come può aiutare a ridurre l'infiammazione, preparando il lettore ai capitoli successivi.

Il legame essenziale tra nutrizione e infiammazione ha dato origine a un campo di ricerca in rapida evoluzione, alimentando l'interesse per le potenziali strategie dietetiche antinfiammatorie. Al centro di

queste strategie si trova la dieta antinfiammatoria, un approccio nutrizionale che mira a ridurre l'infiammazione e a supportare la salute generale.

Nonostante il termine "dieta antinfiammatoria" possa suggerire un singolo piano alimentare, si tratta piuttosto di un insieme di principi generali che possono essere personalizzati in base alle esigenze individuali. Questi principi comprendono la scelta di alimenti che possono ridurre l'infiammazione e limitare quelli che possono promuoverla.

Un pilastro fondamentale della dieta antinfiammatoria è l'accento posto sui cibi integrali e non trasformati. Questi alimenti sono anche fonti di antiossidanti, molecole che neutralizzano i radicali liberi, composti instabili che possono causare danni cellulari e infiammazione.

La dieta antinfiammatoria incoraggia l'uso di spezie e erbe aromatiche, molte delle quali sono ricche di composti bioattivi con proprietà antinfiammatorie. Questi includono la curcuma, conosciuta per il suo composto attivo, la curcumina, lo zenzero, ricco di ginger oli, e l'aglio, noto per la sua allicina.

Da ultimo, ma non meno importante, la dieta antinfiammatoria sostiene l'importanza dell'equilibrio e della moderazione. Non si tratta di eliminare completamente certi alimenti, ma di fare scelte alimentari consapevoli che sostengono la salute a lungo termine.

Nel complesso, l'approccio dietetico antinfiammatorio è molto più di una semplice lista di "cibi da mangiare" e "cibi da evitare". Si tratta di un modo di nutrire il corpo per ridurre l'infiammazione, promuovere la salute e prevenire le malattie. Questo approccio richiede di capire e apprezzare l'importanza di una dieta equilibrata e varia, arricchita con un ampio spettro di alimenti ricchi di nutrienti. Si concentra sul concetto di qualità del cibo e sostiene l'idea che ogni pasto sia un'opportunità per nutrire il corpo e supportare il suo benessere.

Mentre noi progrediamo nei capitoli successivi, esploreremo più dettagliatamente queste idee. Analizzeremo più da vicino alcuni alimenti specifici, le loro proprietà antinfiammatorie e come possono essere incorporati nella nostra dieta quotidiana. Discuteremo anche di come le nostre scelte alimentari possono influire sul nostro microbiota intestinale, un altro elemento chiave nel controllo dell'infiammazione. Infine, esploreremo come costruire un piano alimentare equilibrato e sostenibile che rispecchia i principi della dieta antinfiammatoria.

È importante ricordare, tuttavia, che nonostante la dieta sia un fattore cruciale nella regolazione dell'infiammazione, non è l'unico. L'infiammazione cronica è un fenomeno complesso che coinvolge molteplici fattori. Mentre la dieta può giocare un ruolo significativo nel modulare l'infiammazione, altre misure di stile di vita e interventi medici possono essere necessari a seconda delle circostanze individuali.

È qui che risiede il vero potere della dieta antinfiammatoria: non come una cura miracolosa, ma come una parte integrante di un approccio più ampio e olistico alla salute. È un mezzo per prendere il controllo della nostra salute, un modo per sostenere e migliorare il nostro benessere generale. La dieta antinfiammatoria è uno strumento, e come tutti gli strumenti, è più efficace quando utilizzato in modo appropriato e nel contesto giusto. Ecco perché è così importante essere informati e fare scelte consapevoli.

Nel frattempo, la scienza della nutrizione continua a evolvere. Nuove ricerche emergono costantemente, fornendo una comprensione sempre più profonda delle connessioni tra la dieta, l'infiammazione e la salute. Questo rende la dieta antinfiammatoria non solo un approccio nutrizionale, ma anche un viaggio di scoperta continua.

CAPITOLO 3: Il Ruolo del Peso e del Metabolismo nell'Infiammazione

"L'obesità e l'infiammazione" - Discussione su come l'eccesso di peso può promuovere l'infiammazione e i rischi per la salute associati.

L'obesità, definita come un eccessivo accumulo di grasso corporeo, è una condizione complessa che è diventata una preoccupante epidemia globale. L'Organizzazione Mondiale della Sanità riferisce che nel mondo ci sono più di 2 miliardi di persone in sovrappeso o obese. Questo è particolarmente preoccupante, considerando la stretta correlazione tra obesità e infiammazione.

L'obesità non è solo un problema di estetica o di dimensioni del corpo. Dal punto di vista biologico, il grasso corporeo non è un tessuto inerte, ma un organo metabolicamente attivo che produce una varietà di molecole bioattive, tra cui ormoni, citochine e altre proteine. Quando si accumula un eccesso di grasso, specialmente nella regione addominale, questi adipociti (cellule adipose) diventano disfunzionali e iniziano a secernere una quantità eccessiva di queste molecole pro-infiammatorie.

La situazione si complica ulteriormente a causa della resistenza all'insulina, una condizione comune nell'obesità, dove le cellule del corpo diventano meno sensibili all'azione dell'insulina, l'ormone che regola l'assorbimento del glucosio. Questo stato può portare a livelli elevati di zuccheri nel sangue e di insulina, che a loro volta possono promuovere l'infiammazione.

Un'altra complicanza deriva dal fatto che l'obesità può causare uno stato di ipossia (basso livello di ossigeno) nel tessuto adiposo. Questo può indurre lo stress del reticolo endoplasmatico e la morte cellulare, entrambi associati alla produzione di mediatori infiammatori.

La connessione tra obesità e infiammazione è bidirezionale. Da un lato, l'obesità può promuovere l'infiammazione attraverso i meccanismi descritti. Dall'altro, l'infiammazione può contribuire all'insorgenza e alla progressione dell'obesità, creando un ciclo vizioso che può essere difficile da interrompere.

Il legame tra obesità e infiammazione pone l'individuo obeso a un aumentato rischio di numerose condizioni di salute, tra cui malattie cardiovascolari, diabete di tipo 2, alcune forme di cancro, malattie del fegato e disturbi del sistema immunitario. Inoltre, l'infiammazione cronica può influenzare negativamente la qualità della vita, portando a fatica, dolore e ridotta mobilità.

Ridurre l'infiammazione nel contesto dell'obesità può quindi essere un obiettivo terapeutico fondamentale. Il modo più diretto per raggiungere questo obiettivo è attraverso la perdita di peso. Tuttavia, è importante notare che la perdita di peso dovrebbe essere ottenuta attraverso cambiamenti sostenibili e salutari dello stile di vita, tra cui una dieta equilibrata e l'attività fisica regolare, piuttosto che attraverso interventi drasticamente restrittivi o insostenibili nel tempo. Infatti, gli studi hanno dimostrato che anche una modesta perdita di peso, come il 5-10% del peso corporeo totale, può portare a significativi benefici per la salute, tra cui una riduzione dell'infiammazione.

Oltre alla perdita di peso, anche la regolazione dell'alimentazione può giocare un ruolo significativo nel ridurre l'infiammazione nell'obesità.

Un altro aspetto rilevante è l'attività fisica, che ha dimostrato di avere effetti antinfiammatori. L'esercizio fisico regolare può favorire la perdita di peso, migliorare la sensibilità all'insulina e promuovere la produzione di citochine antinfiammatorie, contribuendo alla riduzione dell'infiammazione.

**"Metabolismo e infiammazione: il legame" -
Esplorazione del ruolo del metabolismo nel controllo
dell'infiammazione e come un metabolismo lento può
contribuire all'infiammazione cronica.**

Il metabolismo, ovvero l'insieme dei processi chimici che avvengono nel nostro corpo per mantenere in vita le cellule, svolge un ruolo chiave nel controllo dell'infiammazione. Questo legame tra metabolismo e infiammazione si manifesta in vari modi, e comprendere la sua natura può essere utile per apprezzare come uno squilibrio metabolico può contribuire all'infiammazione cronica.

Iniziamo con il concetto di "metabolismo energetico", che si riferisce ai processi che il nostro corpo utilizza per produrre energia dai nutrienti che assumiamo. Questi processi producono una serie di molecole, alcune delle quali hanno proprietà anti-infiammatorie o pro-infiammatorie. Ad esempio, le molecole prodotte durante il metabolismo dei grassi, chiamate "corpi chetonici", hanno dimostrato di avere effetti anti-infiammatori. Al contrario, l'accumulo di determinati sottoprodotti del metabolismo del glucosio può stimolare la risposta infiammatoria.

Inoltre, è importante considerare il concetto di "stress ossidativo", una condizione che si verifica quando c'è uno squilibrio tra la produzione di specie reattive dell'ossigeno (ROS) e la capacità del corpo di contrastarne gli effetti nocivi. L'eccesso di ROS può danneggiare le cellule e i tessuti, stimolando l'infiammazione. Uno dei motivi per cui un metabolismo lento può contribuire all'infiammazione è che può portare a un aumento dello stress ossidativo.

Un altro punto rilevante riguarda la resistenza all'insulina, una condizione in cui le cellule del corpo rispondono in modo meno efficace all'insulina, l'ormone che regola i livelli di glucosio nel sangue. La resistenza all'insulina è stata associata a un aumento dell'infiammazione, poiché può portare a un eccesso di glucosio nel sangue, il quale può danneggiare i vasi sanguigni e altri tessuti, stimolando la risposta infiammatoria.

Un ulteriore collegamento tra metabolismo e infiammazione riguarda il sistema immunitario. Si è scoperto che le cellule immunitarie, che svolgono un ruolo centrale nella risposta infiammatoria, sono fortemente influenzate dallo stato metabolico del corpo. Ad esempio, in condizioni di sovrappeso o obesità, le cellule immunitarie possono diventare iperattive e produrre una risposta infiammatoria eccessiva.

"La sindrome metabolica e l'infiammazione" - Analisi della sindrome metabolica, una condizione che include obesità, ipertensione, glicemia alta e alti livelli di trigliceridi, e il suo collegamento con l'infiammazione.

La sindrome metabolica è un insieme di condizioni che, quando si verificano insieme, aumentano notevolmente il rischio di malattie cardiache, ictus e diabete di tipo 2. Queste condizioni includono obesità addominale (un'eccessiva quantità di grasso attorno alla pancia), livelli alti di trigliceridi nel sangue, bassi livelli di HDL (il cosiddetto "colesterolo buono"), ipertensione e glicemia alta a digiuno. È stato stimato che fino al 25% della popolazione mondiale potrebbe essere affetto da sindrome metabolica, rendendo questa condizione un grave problema di salute pubblica.

Ma come si collega la sindrome metabolica all'infiammazione? Per rispondere a questa domanda, è utile esaminare le singole componenti della sindrome.

Iniziamo con l'obesità, una delle principali cause di infiammazione. Come abbiamo discusso in precedenza, l'eccesso di grasso, in particolare il grasso addominale, produce una serie di sostanze chimiche pro-infiammatorie che possono promuovere l'infiammazione in tutto il corpo. Inoltre, le cellule adipose (o cellule di grasso) di persone obese tendono a essere iperattive, producendo ulteriori sostanze pro-infiammatorie.

Passando ai livelli elevati di trigliceridi e ai bassi livelli di HDL, entrambi sono stati collegati a un aumento dell'infiammazione. I trigliceridi possono stimolare la produzione di proteine infiammatorie, mentre alti livelli di HDL sembrano avere un effetto protettivo, aiutando a rimuovere il colesterolo dalle arterie e ad avere proprietà anti-infiammatorie.

L'ipertensione, o pressione sanguigna alta, è un altro componente della sindrome metabolica che è stato collegato all'infiammazione. L'ipertensione può danneggiare i vasi sanguigni, provocando una risposta infiammatoria come meccanismo di difesa. Infine, la glicemia alta a digiuno, un precursore del diabete di tipo 2, può portare a danni ai vasi sanguigni e altri tessuti, stimolando ulteriormente l'infiammazione.

Quindi, la sindrome metabolica e l'infiammazione sono strettamente interconnesse, con ciascuna componente della sindrome che contribuisce all'infiammazione in un modo o nell'altro. Questo legame ha importanti implicazioni per la prevenzione e il trattamento delle malattie croniche.

Tuttavia, è importante sottolineare che la gestione della sindrome metabolica e dell'infiammazione richiede un approccio personalizzato, che tenga conto delle specifiche esigenze e circostanze di ciascun individuo. Inoltre, l'approccio dovrebbe essere multidisciplinare, coinvolgendo una varietà di professionisti della salute, tra cui medici, dietisti, fisioterapisti e psicologi.

Il legame tra la sindrome metabolica e l'infiammazione sottolinea l'importanza della prevenzione. Strategie di prevenzione efficaci possono includere l'educazione alimentare, la promozione di stili di vita attivi, lo screening regolare per identificare i fattori di rischio e interventi mirati per individui ad alto rischio.

D'altra parte, l'approccio al trattamento della sindrome metabolica dovrebbe andare oltre la semplice gestione dei sintomi. Ad esempio, oltre a ridurre la pressione sanguigna o i livelli di zucchero nel sangue, l'obiettivo dovrebbe essere quello di ridurre l'infiammazione attraverso interventi dietetici e comportamentali.

Infine, la ricerca continua a esplorare nuovi modi per capire e trattare la sindrome metabolica e l'infiammazione. Ad esempio, si stanno studiando nuovi farmaci che potrebbero aiutare a ridurre l'infiammazione. Allo stesso modo, si sta esplorando il potenziale dei probiotici e degli altri interventi sulla salute dell'intestino per il trattamento della sindrome metabolica e dell'infiammazione.

Nel complesso, la comprensione del legame tra sindrome metabolica e infiammazione fornisce preziose informazioni per l'elaborazione di strategie di prevenzione e trattamento più efficaci. Tuttavia, è evidente che sono necessari ulteriori studi per comprendere meglio i meccanismi sottostanti e per sviluppare interventi ancora più efficaci.

**"Come la perdita di peso può ridurre l'infiammazione"
- Spiegazione dei benefici della perdita di peso sulla
riduzione dell'infiammazione e miglioramento della
salute generale.**

Mentre l'eccesso di peso è spesso associato a livelli elevati di infiammazione nel corpo, la perdita di peso può aiutare a ridurre significativamente questa risposta infiammatoria. Questo legame tra la perdita di peso e la diminuzione dell'infiammazione si spiega attraverso una serie di meccanismi biologici interconnessi.

Prima di tutto, è importante capire che il tessuto adiposo, o grasso, non è un semplice deposito di energia. È un organo endocrino attivo che rilascia una serie di molecole, inclusi mediatori infiammatori come le citochine. In uno stato di sovrappeso o obesità, l'eccesso di tessuto adiposo può produrre eccessive quantità di queste citochine pro-infiammatorie, portando a un'infiammazione sistemica cronica. Quando si perde peso, la quantità di tessuto adiposo diminuisce, riducendo quindi la produzione di queste molecole infiammatorie.

Secondo, la perdita di peso può migliorare la resistenza all'insulina, una condizione comune negli individui in sovrappeso e obesi. La resistenza all'insulina provoca un aumento dei livelli di zucchero nel sangue, che può portare all'infiammazione. La perdita di peso aiuta a migliorare la sensibilità all'insulina, contribuendo a ridurre l'infiammazione.

La perdita di peso ha anche un impatto sul sistema immunitario. L'obesità può alterare la funzione del sistema immunitario, predisponendo a un'infiammazione cronica. Perdendo peso, si può aiutare a riportare il sistema immunitario a un funzionamento più normale e quindi ridurre l'infiammazione.

Oltre a ridurre l'infiammazione, la perdita di peso porta a una serie di altri benefici per la salute. Può aiutare a ridurre il rischio di malattie cardiache, diabete di tipo 2, certi tipi di cancro e altre condizioni correlate all'infiammazione. Inoltre, può migliorare la mobilità, l'energia, l'umore e la qualità del sonno.

È importante sottolineare che la perdita di peso dovrebbe essere raggiunta in modo sano e sostenibile. Dieta equilibrata, attività fisica regolare e cambiamenti duraturi nello stile di vita sono la chiave per una perdita di peso efficace e a lungo termine. È altrettanto essenziale avere un approccio personalizzato, tenendo conto delle esigenze individuali, delle preferenze e della situazione di salute generale.

"Riattivare il metabolismo per combattere l'infiammazione" - Un'anteprima di come una dieta antinfiammatoria può aiutare a riattivare il metabolismo, contribuendo a perdere peso e ridurre l'infiammazione.

L'infiammazione cronica e il metabolismo sono strettamente interconnessi, e comprendere questa connessione è fondamentale per implementare efficaci strategie di perdita di peso e riduzione dell'infiammazione. Un metabolismo lento, spesso riscontrato in persone in sovrappeso o obese, può contribuire all'accumulo di grasso e all'aumento dei livelli di infiammazione nel corpo. Inversamente, l'infiammazione cronica può ulteriormente alterare il metabolismo, creando un ciclo vizioso che è difficile da interrompere.

A questo proposito, riattivare il metabolismo può svolgere un ruolo cruciale nel combattere l'infiammazione. E una delle strategie più efficaci per farlo è seguire una dieta antinfiammatoria, ovvero una dieta ricca di alimenti che non solo aiutano a ridurre l'infiammazione, ma supportano anche un metabolismo sano.

Gli alimenti che costituiscono una dieta antinfiammatoria sono ricchi di nutrienti essenziali come fibre, proteine, vitamine, minerali e antiossidanti.

Questi nutrienti non solo hanno proprietà antinfiammatorie, ma aiutano anche a migliorare la funzione metabolica. Le fibre e le proteine, ad esempio, aiutano a stabilizzare i livelli di zucchero nel sangue, riducono la sensazione di fame e aumentano la sazietà, facilitando la perdita di peso. Gli antiossidanti, presenti in frutta e verdura colorata, spezie e tè, aiutano a neutralizzare i radicali liberi, molecole instabili che possono causare infiammazione e danni cellulari.

La dieta mediterranea è un esempio di dieta antinfiammatoria. È ricca di frutta e verdura, cereali integrali, legumi, pesce, olio d'oliva e noci, tutti alimenti che promuovono un metabolismo sano e riducono l'infiammazione. Al contrario, limita alimenti pro-infiammatori come carni rosse, cibi ultra-trasformati e bevande zuccherate.

Oltre alla scelta dei cibi giusti, la tempistica del pasto e la dimensione delle porzioni possono anche influenzare il metabolismo. Mangiare a orari regolari può aiutare a mantenere stabili i livelli di zucchero nel sangue e prevenire picchi e cali che possono alterare il metabolismo e aumentare l'infiammazione. Allo stesso modo, mangiare porzioni appropriate può prevenire l'eccessivo consumo di calorie e facilitare la perdita di peso.

Tuttavia, una dieta antinfiammatoria non è una cura miracolosa e deve essere combinata con altri cambiamenti nello stile di vita per avere il massimo effetto.

CAPITOLO 4: Perdere Peso: Un Percorso Antinfiammatorio

"Strategie di perdita di peso efficaci e sostenibili" - Presentazione di metodi provati per perdere peso in modo sano e sostenibile, enfatizzando l'importanza di un approccio olistico.

La perdita di peso può essere un percorso difficile, ma adottare strategie efficaci e sostenibili può facilitare notevolmente il viaggio. Queste strategie non si concentrano solo sulla riduzione del peso corporeo, ma promuovono un approccio olistico che include il miglioramento della salute complessiva e del benessere.

Prima di tutto, una dieta equilibrata è fondamentale per la perdita di peso sana. Un piano alimentare dovrebbe essere ricco di frutta e verdura, cereali integrali, proteine magre e grassi sani, e limitare cibi ultra-trasformati, bevande zuccherate e alimenti ricchi di grassi saturi. Non si tratta solo di "mangiare meno", ma di "mangiare meglio", scegliendo alimenti nutrienti che saziano e promuovono un metabolismo sano.

L'attività fisica regolare è un altro componente chiave per la perdita di peso sostenibile. Non solo aiuta a bruciare calorie, ma migliora anche il metabolismo, la salute cardiovascolare, la resistenza e la forza muscolare. Non è necessario dedicarsi a esercizi estenuanti: anche attività moderate come camminare, nuotare o fare yoga possono avere un impatto significativo.

Il sonno adeguato è spesso sottovalutato, ma è essenziale per la perdita di peso e la salute generale. Il sonno insufficiente può alterare gli ormoni che regolano l'appetito, portando a un aumento dell'appetito e alla tendenza a scegliere cibi ad alto contenuto calorico. Inoltre, la mancanza di sonno può influenzare negativamente l'energia e la motivazione per fare esercizio.

La gestione dello stress è un altro fattore importante. Lo stress cronico può portare a comportamenti malsani come mangiare eccessivamente o scegliere cibi poco salutari. Tecniche di rilassamento come la meditazione, lo yoga o la respirazione profonda possono aiutare a ridurre lo stress e a migliorare il rapporto con il cibo.

Infine, è importante adottare un approccio personalizzato alla perdita di peso. Ognuno è diverso, e quello che funziona per una persona potrebbe non funzionare per un'altra. Un approccio personalizzato tiene conto delle esigenze individuali, delle preferenze alimentari, del livello di attività fisica e della salute generale. Inoltre, è fondamentale impostare obiettivi realistici e raggiungibili e celebrare i piccoli successi lungo il percorso.

"La dieta antinfiammatoria per la perdita di peso" - Esplorazione di come la dieta antinfiammatoria possa favorire la perdita di peso, inclusi esempi di pasti e spuntini salutari.

La dieta antinfiammatoria si distingue per la sua enfasi su alimenti nutrienti e naturali che possiedono proprietà antinfiammatorie. Questa dieta non solo può aiutare a ridurre l'infiammazione nel corpo, ma può anche supportare un percorso di perdita di peso salutare ed efficace.

Un elemento chiave di una dieta antinfiammatoria è l'abbondanza di frutta e verdura. Questi alimenti sono ricchi di vitamine, minerali e fibre, e offrono una varietà di antiossidanti e fitonutrienti che possono contrastare l'infiammazione. Ad esempio, la vitamina C presente nelle arance e nei peperoni, e i polifenoli trovati nelle bacche, sono noti per le loro proprietà antinfiammatorie. Inoltre, le verdure a foglia verde come gli spinaci e il cavolo riccio sono ricche di vitamina K, un altro potente antinfiammatorio.

I cereali integrali come l'orzo, l'avena e il riso integrale, insieme ai legumi come fagioli, lenticchie e ceci, sono altri alimenti fondamentali di una dieta antinfiammatoria. Questi alimenti sono una fonte ricca di fibre che possono aiutare a regolare l'appetito e favorire la perdita di peso. Inoltre, le fibre alimentari possono promuovere la salute del microbiota intestinale, un fattore chiave nella regolazione dell'infiammazione nel corpo.

Le proteine magre, in particolare quelle provenienti dal pesce come il salmone, le sardine e il tonno, sono un altro pilastro della dieta antinfiammatoria. Questi pesci sono ricchi di acidi grassi omega-3, noti per le loro potenti proprietà antinfiammatorie. I semi di lino e di chia sono altre ottime fonti di omega-3.

La dieta antinfiammatoria include anche grassi sani come quelli trovati nelle noci, negli avocado e nell'olio d'oliva extra vergine. Questi alimenti possono fornire acidi grassi monoinsaturi e polinsaturi che possono aiutare a ridurre l'infiammazione.

Una caratteristica distintiva di una dieta antinfiammatoria è l'assenza di cibi ultra-trasformati, zuccheri aggiunti e grassi trans, tutti noti per aumentare l'infiammazione. Questi alimenti, che sono spesso presenti nelle diete occidentali standard, possono contribuire all'aumento del peso e all'infiammazione cronica.

Un esempio di un giorno di pasti su una dieta antinfiammatoria potrebbe includere una colazione di avena con bacche e semi di chia, un pranzo di insalata di lenticchie con verdure miste e olio d'oliva extra vergine, e una cena di salmone al forno con quinoa e verdure arrostite. Gli spuntini potrebbero includere una manciata di noci o una mela con burro di mandorle.

L'implementazione di una dieta antinfiammatoria non solo può supportare la perdita di peso, ma può anche contribuire a migliorare la salute generale e prevenire molte malattie croniche. Infatti, le malattie cardiache, il diabete, l'artrite, alcune forme di cancro e molte altre malattie croniche sono state collegate all'infiammazione. Adottare una dieta antinfiammatoria può quindi avere un impatto significativo non solo sulla composizione corporea, ma anche sullo stato di salute complessivo.

Un aspetto fondamentale da considerare è che, mentre la dieta antinfiammatoria può sostenere la perdita di peso, non dovrebbe essere vista come una "dieta" nel senso restrittivo del termine. Piuttosto, dovrebbe essere considerata come un modello alimentare a lungo termine o uno stile di vita. Questa prospettiva può aiutare a favorire un rapporto sano con il cibo, riducendo il rischio di restrizioni eccessive e di abbandono del regime.

Inoltre, per coloro che hanno difficoltà a modificare la propria dieta, potrebbe essere utile cercare il supporto di un dietista o di un nutrizionista.

Incorporare una varietà di alimenti antinfiammatori nella propria dieta può apportare un'ampia gamma di nutrienti benefici, favorire la sazietà, supportare il metabolismo e aiutare nella gestione del peso. Mentre una porzione di pesce a cena o un punnet di bacche a colazione potrebbe non sembrare molto da sola, la somma di queste scelte alimentari può fare una grande differenza nel tempo.

"Come gestire i blocchi e le difficoltà nel percorso di perdita di peso" - Consigli per superare le sfide comuni nel percorso di perdita di peso, come la mancanza di motivazione o le abitudini alimentari difficili da cambiare.

La perdita di peso è un viaggio personale, spesso irto di ostacoli. Questi ostacoli possono essere fisici, come l'attitudine genetica all'accumulo di grasso, ma spesso sono psicologici, come la mancanza di motivazione o l'aderenza a abitudini alimentari radicate. Superare tali sfide richiede un approccio multifattoriale, che includa supporto psicologico, informazione nutrizionale e a volte anche cambiamenti nello stile di vita.

Uno degli ostacoli più comuni è la mancanza di motivazione. A volte, nonostante la consapevolezza dei benefici di perdere peso, si può lottare per trovare la motivazione necessaria. Può essere utile definire obiettivi chiari, realistici e misurabili. Questi obiettivi dovrebbero essere a breve e a lungo termine, fornendo sia gratificazioni immediate sia visioni a lungo termine. Un obiettivo a breve termine potrebbe essere l'aumento dell'attività fisica settimanale, mentre un obiettivo a lungo termine potrebbe essere la riduzione di un certo numero di chili in un anno. Celebrare i piccoli successi lungo il percorso può aiutare a mantenere alta la motivazione.

Un altro ostacolo frequente è l'aderenza a abitudini alimentari non salutari. Cambiare queste abitudini può essere difficile, soprattutto se sono radicate. L'approccio non deve essere drastico, ma graduale e sostenibile. Iniziare con piccoli cambiamenti, come sostituire uno spuntino poco salutare con uno più nutritivo, può essere un buon inizio. Man mano che queste nuove abitudini diventano la norma è possibile fare ulteriori modifiche alla dieta.

Inoltre, è importante essere consapevoli dell'impatto delle emozioni sulle abitudini alimentari. Lo stress, la tristezza o la noia possono portare a mangiare di più o a scegliere cibi poco salutari. Riconoscere questi schemi e sviluppare strategie per gestirli può essere molto utile. Questo potrebbe includere tecniche di gestione dello stress come la meditazione o l'esercizio fisico, o trovare attività non alimentari per gestire le emozioni negative.

Infine, bisogna ricordare che la perdita di peso non è un percorso lineare. Ci saranno alti e bassi, successi e ostacoli. Essere troppo severi con se stessi per gli errori o i rallentamenti può essere controproducente. È importante mostrare comprensione e pazienza con se stessi durante questo viaggio. Se necessario, non esitate a cercare il sostegno di un professionista, come un dietologo o uno psicologo, che possono fornire strumenti e strategie per navigare attraverso queste sfide.

Ogni viaggio di perdita di peso è unico e personalizzato. Prendersi il tempo per comprendere e affrontare i propri ostacoli specifici può essere la chiave per raggiungere e mantenere una perdita di peso salutare e sostenibile. Con impegno, pazienza e un approccio equilibrato, è possibile superare gli ostacoli e avanzare verso una vita più sana.

Sconfiggere le abitudini alimentari in salutari è un ulteriore passo cruciale. Alimenti altamente trasformati, ricchi di zuccheri aggiunti, grassi saturi e sale, non solo contribuiscono all'aumento di peso, ma possono anche alimentare l'infiammazione nel corpo. Al contrario, scegliere alimenti interi, ricchi di nutrienti e bassi in calorie vuoti, può aiutare a combattere l'infiammazione e promuovere la perdita di peso.

È importante ricordare, inoltre, che l'esercizio fisico non deve essere visto solo come un mezzo per bruciare calorie, ma come uno strumento fondamentale per migliorare la salute generale e il benessere. L'attività fisica, infatti, può aiutare a ridurre l'infiammazione, migliorare il metabolismo e fornire un senso di realizzazione e autostima che può essere molto utile nel percorso di perdita di peso.

Tuttavia, bisogna considerare che il percorso di perdita di peso può richiedere un cambiamento di mentalità. Non si tratta di seguire una dieta estrema per un breve periodo, ma di adottare un nuovo stile di vita salutare a lungo termine. Questo richiede tempo, impegno e l'accettazione che ci saranno inevitabilmente dei momenti di battuta d'arresto. Ma con il sostegno adeguato e un atteggiamento positivo, questi ostacoli possono essere superati.

"Perdere peso senza fame: il ruolo della sazietà nella dieta antinfiammatoria" - Spiegazione di come gli alimenti antinfiammatori possono aiutare a sentirsi sazi più a lungo, facilitando la perdita di peso senza sentirsi privati.

Una delle sfide più grandi nel percorso di perdita di peso è la gestione della fame. Spesso, le diete tradizionali che limitano in modo drastico le calorie possono lasciare una persona affamata e insoddisfatta, portando a eccessi alimentari o abbandono della dieta. Qui entra in gioco la bellezza della dieta antinfiammatoria: non si tratta solo di limitare determinati alimenti, ma di concentrarsi su quelli che nutrono il corpo, combattono l'infiammazione e promuovono la sazietà.

Gli alimenti che combattono l'infiammazione sono spesso ricchi di fibre e proteine, due nutrienti che aiutano a promuovere il senso di sazietà. Le fibre, in particolare, rallentano il processo di digestione, facendo sì che il senso di sazietà persista più a lungo dopo un pasto.

Le proteine, d'altra parte, non solo aiutano a mantenere i muscoli durante la perdita di peso, ma possono anche contribuire al senso di sazietà.

L'acqua è un altro elemento chiave per promuovere la sazietà e supportare la perdita di peso. A volte, i segnali del corpo per la sete possono essere confusi con la fame, quindi mantenere un adeguato apporto di liquidi può aiutare a evitare mangiate inutili. Inoltre, consumare alimenti ricchi d'acqua, come frutta e verdura, può contribuire all'idratazione e alla sazietà.

Un altro aspetto essenziale è la qualità del cibo. Gli alimenti altamente trasformati, che spesso contengono zuccheri aggiunti e grassi trans, possono causare picchi di zucchero nel sangue seguiti da rapidi cali, portando a una sensazione di fame poco dopo aver mangiato. Al contrario, una dieta basata su cibi interi, ricchi di nutrienti, può aiutare a mantenere stabili i livelli di zucchero nel sangue, prevenendo la fame e promuovendo la perdita di peso.

La dieta antinfiammatoria non prevede solo una restrizione calorica, ma mira a nutrire il corpo con alimenti di alta qualità che supportano la salute a lungo termine. Sebbene possa richiedere un po' di tempo per abituarsi a un nuovo stile di mangiare, molti trovano che una dieta antinfiammatoria non solo aiuti a ridurre l'infiammazione e a perdere peso, ma anche a migliorare la loro relazione con il cibo, permettendo loro di sentire la sazietà senza privazione.

Comprendere come la scelta degli alimenti può influenzare sia la sazietà che l'infiammazione può essere uno strumento potente nel viaggio verso la perdita di peso. Scegliere alimenti che nutrono il corpo e lo mantengono sazio può aiutare a facilitare un calo di peso sano e sostenibile.

Per raggiungere la sazietà, diventa fondamentale la tempistica dei pasti e la composizione nutrizionale. Pranzo e cena dovrebbero includere una fonte di proteine magre, verdure colorate e una fonte di carboidrati complessi. Questo equilibrio di nutrienti può promuovere la sazietà, prevenire picchi di zucchero nel sangue e fornire un flusso costante di energia.

Inoltre, mangiare pasti e spuntini equilibrati durante il giorno può prevenire l'eccessiva fame che può portare a mangiare troppo durante i pasti principali. Gli spuntini dovrebbero anch'essi includere un equilibrio di proteine, grassi salutari e carboidrati complessi. Un esempio di uno spuntino antinfiammatorio potrebbe essere un mix di noci e semi, una macedonia di frutta con yogurt greco, o carote e hummus.

Per coloro che fanno fatica a mangiare abbastanza durante i pasti, considerare la possibilità di aggiungere una porzione extra di verdure, come insalata o verdure a foglia verde, può aiutare ad aumentare il volume del pasto senza aggiungere molte calorie. Le verdure sono inoltre ricche di antiossidanti che possono contribuire a combattere l'infiammazione.

Infine, ascoltare il proprio corpo e mangiare consapevolmente può svolgere un ruolo fondamentale nel promuovere la sazietà. A volte, le persone mangiano per noia, stress o abitudine, piuttosto che per vera fame. Prestare attenzione ai segnali di sazietà del proprio corpo e fare una pausa prima di raggiungere un secondo piatto può aiutare a prevenire l'eccesso alimentare.

Perdere peso può essere una sfida, ma adottare un approccio antinfiammatorio alla nutrizione può rendere il percorso più gestibile e sostenibile. Concentrandosi su alimenti che promuovono la sazietà, è possibile raggiungere obiettivi di perdita di peso senza sentirsi privati o affamati. Ricordiamo che un percorso di perdita di peso dovrebbe sempre essere intrapreso con il supporto e la consulenza di un professionista della salute, che può fornire consigli personalizzati basati sulle esigenze individuali.

CAPITOLO 5: Riattivare il Metabolismo: Fondamentale per Combattere l'Infiammazione

"Cos'è il metabolismo e perché è importante" - Spiegazione di cosa significa "metabolismo", del suo ruolo nel nostro corpo e di come influisce sulla nostra salute.

Iniziando a parlare del metabolismo, è importante innanzitutto definire il termine. Il metabolismo è l'insieme di processi chimici che avvengono all'interno delle cellule viventi del nostro corpo. Questi processi,

che includono sia la sintesi di nuove molecole (anabolismo) sia la degradazione di quelle esistenti per produrre energia (catabolismo), sono fondamentali per la nostra sopravvivenza. Dal cibo che mangiamo alla respirazione, dal mantenimento della temperatura corporea alla crescita e riparazione dei tessuti, tutte queste funzioni vitali dipendono dal corretto funzionamento del nostro metabolismo.

Uno degli aspetti più noti del metabolismo è la sua relazione con il peso corporeo. Il tasso metabolico, o la velocità con cui il nostro corpo brucia calorie, varia da persona a persona. Alcuni fattori che influenzano il tasso metabolico includono l'età, il sesso, la genetica, l'altezza, il peso, la dieta e l'attività fisica. In generale, più è attivo il nostro metabolismo, più calorie bruciamo e più facile è mantenere o perdere peso.

Ma il ruolo del metabolismo nel nostro corpo va ben oltre la gestione del peso. Il metabolismo è anche fondamentale per la nostra capacità di rispondere agli stress fisici e ambientali. Ad esempio, quando ci alleniamo, il nostro metabolismo accelera per fornire energia extra ai muscoli. Allo stesso modo, quando ci ammaliamo, il metabolismo lavora sodo per combattere l'infezione e promuovere la guarigione.

Il metabolismo è anche strettamente collegato al nostro sistema immunitario e alla risposta infiammatoria. Alcuni processi metabolici producono sostanze chimiche reattive, come i radicali liberi, che possono causare danni cellulari e infiammazione se non vengono adeguatamente neutralizzate. Allo stesso tempo, il metabolismo può influenzare la produzione di molecole segnalatrici che regolano la risposta immunitaria e infiammatoria.

Un altro legame importante tra metabolismo e infiammazione riguarda il ruolo del metabolismo nel regolare i livelli di zucchero nel sangue. Un eccesso di zucchero nel sangue, o iperglicemia, può causare un aumento dell'infiammazione. Questo perché l'alta glicemia può portare alla produzione di radicali liberi e promuovere l'infiammazione. Allo stesso modo, l'iperglicemia può causare danni ai vasi sanguigni, rendendo più difficile per il sangue trasportare nutrienti e ossigeno alle cellule.

"Come funziona il metabolismo" - Discussione sulla scienza dietro il metabolismo, inclusi i processi di anabolismo e catabolismo, e come il corpo utilizza l'energia.

Il metabolismo, nel suo funzionamento, è una meraviglia di chimica e biologia, ed è all'opera in ogni cellula del nostro corpo, ogni secondo di ogni giorno. Comprende due processi chiave: l'anabolismo e il catabolismo, che lavorano insieme per fornire e gestire l'energia di cui abbiamo bisogno.

L'anabolismo è la parte del metabolismo che costruisce: è responsabile della crescita e della riparazione dei tessuti, della creazione di cellule nuove e della riserva di energia per l'uso futuro. Questi processi richiedono energia, che è fornita dal catabolismo. Quando mangiamo, l'anabolismo utilizza i nutrienti presenti nel cibo - come amminoacidi, acidi grassi e glucosio - per costruire proteine, lipidi e altri macromolecole necessari per la struttura e il funzionamento delle cellule.

Il catabolismo, d'altro canto, è la parte del metabolismo che rompe: degrada molecole complesse in molecole più semplici, un processo che libera energia. Quando il corpo ha bisogno di energia - per l'esercizio fisico, per esempio - il catabolismo degrada le riserve di grasso e di glucosio per produrre ATP (adenosina trifosfato), la moneta energetica della cellula. Anche quando riposiamo, il catabolismo è all'opera, fornendo l'energia necessaria per le funzioni corporee di base, come la respirazione e la circolazione sanguigna.

Quando il corpo utilizza l'energia, non avviene in un unico passaggio. Invece, l'energia viene rilasciata in una serie di reazioni chimiche, ognuna delle quali trasferisce un po' di energia a una molecola di ATP. Questo processo, noto come "catena di trasporto degli elettroni", avviene nelle mitocondri, le centrali energetiche delle cellule.

La quantità di energia che il corpo utilizza è influenzata da vari fattori, tra cui l'età, il sesso, la genetica, la dieta, l'attività fisica e il peso corporeo. Ad esempio, il corpo tende a bruciare più energia durante l'esercizio fisico e meno durante il riposo. Allo stesso modo, le persone con un peso corporeo maggiore tendono a utilizzare più energia, poiché il loro corpo deve lavorare di più per mantenere le sue funzioni.

Uno degli aspetti più interessanti del metabolismo è come si adatta alle nostre esigenze. Se iniziamo a fare più esercizio, ad esempio, il nostro corpo risponderà aumentando la sua capacità di produrre ATP, rendendoci più efficienti nell'utilizzo dell'energia. Allo stesso modo, se riduciamo l'apporto calorico, il corpo risponderà rallentando il tasso metabolico per conservare l'energia.

"Il legame tra metabolismo, peso e infiammazione" - Analisi della connessione tra il metabolismo, il controllo del peso e i livelli di infiammazione nel corpo.

L'interconnessione tra metabolismo, peso e infiammazione è un campo di studio cruciale per comprendere meglio la salute umana. L'infiammazione, il metabolismo e il peso sono tre fattori strettamente interconnessi, che si influenzano a vicenda in un delicato equilibrio.

Iniziamo con la connessione tra il metabolismo e il peso. Il tasso metabolico del nostro corpo, o la velocità con cui brucia le calorie, è un fattore determinante nel controllo del peso. Un metabolismo più veloce significa che il corpo brucia più calorie, anche a riposo, facilitando la perdita di peso o il mantenimento di un peso sano. Al contrario, un metabolismo lento può rendere più difficile la perdita di peso e favorire l'accumulo di grasso.

Qui entra in gioco l'infiammazione. L'accumulo di grasso, in particolare il grasso viscerale intorno agli organi interni, è associato a un aumento dell'infiammazione. Questo grasso rilascia molecole pro-infiammatorie chiamate citochine, che possono interferire con il normale funzionamento del metabolismo. Questo, a sua volta, può ulteriormente rallentare il metabolismo, creando un ciclo di feedback negativo.

Inoltre, le citochine pro-infiammatorie possono danneggiare la sensibilità all'insulina, una condizione che precede spesso il diabete di tipo 2. Quando le cellule diventano meno sensibili all'insulina, il corpo deve produrre più insulina per gestire lo stesso livello di glucosio nel sangue. L'iperinsulinemia, o alti livelli di insulina nel sangue, può ulteriormente rallentare il metabolismo e favorire l'accumulo di grasso.

Il rapporto tra metabolismo e infiammazione è anche bidirezionale. Mentre l'infiammazione può interferire con il metabolismo, anche un metabolismo disfunzionale può promuovere l'infiammazione. Per esempio, l'eccesso di nutrienti, come può accadere con un'alimentazione ad alto contenuto di zuccheri e grassi saturi, può sovraccaricare il metabolismo e portare alla produzione di radicali liberi e ad altre forme di stress ossidativo. Questo, a sua volta, può innescare una risposta infiammatoria.

Inoltre, le disfunzioni metaboliche possono portare a un accumulo di prodotti di scarto che il corpo non è in grado di smaltire in modo efficiente. Questi prodotti di scarto possono attivare il sistema immunitario, causando un'ulteriore infiammazione.

Cosa rallenta il metabolismo e come riattivarlo" - Identificazione dei fattori che possono rallentare il metabolismo, con suggerimenti su come accelerarlo attraverso la dieta, l'attività fisica e altre modifiche dello stile di vita.

Molteplici fattori possono influire sul tasso metabolico, portando a un rallentamento del metabolismo. Alcuni di questi includono l'età, il sesso, la genetica, la dieta e l'attività fisica. Per esempio, con l'avanzare dell'età, il tasso metabolico tende a diminuire a causa della perdita di massa muscolare e di altre modifiche fisiologiche. Anche l'assenza di attività fisica può portare a un metabolismo più lento, poiché i muscoli sono metabolicamente più attivi del grasso.

La dieta può influenzare il metabolismo in vari modi. L'alimentazione ad alto contenuto di zuccheri e grassi saturi può sovraccaricare il metabolismo, portando a un aumento dello stress ossidativo e dell'infiammazione, che possono a loro volta interferire con il funzionamento metabolico. Inoltre, la restrizione calorica eccessiva può indurre il corpo a rallentare il metabolismo per conservare l'energia, un meccanismo di sopravvivenza evolutivo.

Per riattivare il metabolismo, uno dei modi più efficaci è l'incremento dell'attività fisica. L'esercizio fisico aiuta a costruire la massa muscolare, che brucia più calorie del grasso, anche a riposo. Inoltre, l'esercizio fisico può migliorare la sensibilità all'insulina e ridurre l'infiammazione, entrambi fattori che possono favorire un metabolismo più sano.

La dieta gioca anche un ruolo cruciale. Consumare alimenti ricchi di nutrienti, come frutta, verdura, cereali integrali e proteine magre, può fornire al corpo l'energia di cui ha bisogno senza sovraccaricare il metabolismo. Inoltre, questi alimenti sono spesso ricchi di fibre, che possono aiutare a mantenere stabile il livello di zucchero nel sangue e a promuovere la sazietà.

Una strategia alimentare specifica per accelerare il metabolismo è la termogenesi indotta dalla dieta, o il consumo di alimenti che richiedono al corpo di bruciare più calorie per la digestione. Alcuni esempi includono le proteine, che richiedono più energia da digerire rispetto ai grassi e ai carboidrati, e i cibi piccanti, che possono aumentare temporaneamente il tasso metabolico.

L'assunzione di acqua adeguata è un altro modo per sostenere il metabolismo. L'acqua aiuta a trasportare i nutrienti alle cellule e a eliminare i prodotti di scarto, entrambi processi importanti per il metabolismo.

Alcune ricerche suggeriscono che bere acqua può anche aumentare temporaneamente il tasso metabolico.

"La dieta antinfiammatoria come strumento metabolico" - Illustrazione del modo in cui una dieta antinfiammatoria può stimolare il metabolismo, con esempi pratici di alimenti e combinazioni alimentari che ottimizzano l'uso dell'energia corporea.

La dieta antinfiammatoria non solo aiuta a combattere l'infiammazione nel corpo, ma può anche agire come un potente strumento per stimolare il metabolismo. Questo approccio alimentare, basato sul consumo di alimenti ricchi di nutrienti e poveri di zuccheri raffinati e grassi saturi, può aiutare a migliorare l'efficienza con cui il corpo utilizza l'energia.

Gli alimenti antinfiammatori, come la frutta, la verdura, i cereali integrali, i legumi, i semi, le noci e i pesci ricchi di omega-3, forniscono nutrienti vitali e fibre alimentari che aiutano a stabilizzare i livelli di glucosio nel sangue. Questa stabilizzazione può prevenire le punte di insulina che possono portare a un aumento dell'accumulo di grasso e a un rallentamento del metabolismo.

Ad esempio, consumare proteine magre come pesce, pollame, legumi e noci aiuta a costruire e mantenere la massa muscolare, che brucia più calorie a riposo rispetto al grasso. Questo può contribuire a un tasso metabolico più elevato.

Allo stesso modo, l'inclusione di cibi ricchi di fibre come frutta, verdura e cereali integrali può contribuire a una maggiore sazietà, riducendo così l'apporto calorico globale senza compromettere la nutrizione. Questi alimenti richiedono inoltre più energia da digerire e metabolizzare rispetto agli alimenti raffinati, stimolando ulteriormente il metabolismo.

Un'altra strategia da considerare nell'uso della dieta antinfiammatoria come strumento metabolico è l'abbinamento degli alimenti. Abbinare fonti di proteine con alimenti ricchi di fibre può contribuire a una digestione più lenta e a una maggiore sazietà, permettendo al corpo di utilizzare l'energia in modo più efficace.

Un esempio di questo tipo di abbinamento potrebbe essere un'insalata di quinoa e salmone. La quinoa è un cereale integrale che fornisce una buona dose di fibre, mentre il salmone fornisce proteine di alta qualità e grassi omega-3. Insieme, questi alimenti possono contribuire a mantenere stabile il livello di zucchero nel sangue e a promuovere la sazietà, sostenendo un metabolismo sano.

Allo stesso modo, uno spuntino composto da mele e mandorle può fornire un mix di carboidrati complessi, fibre, proteine e grassi sani. Questa combinazione può aiutare a mantenere stabili i livelli di energia e a evitare le punte di zucchero nel sangue che possono ostacolare il metabolismo.

CAPITOLO 6: Alimenti Antinfiammatori: La Chiave per un Sistema Immunitario Forte

"Cos'è un alimento antinfiammatorio?" - Definizione di cosa rende un alimento "antinfiammatorio" e spiegazione del suo ruolo nella salute generale e nel controllo dell'infiammazione.

Un alimento antinfiammatorio è un tipo di cibo che contiene specifici nutrienti o composti bioattivi che possono contribuire a ridurre o prevenire l'infiammazione nel corpo. L'infiammazione è una risposta naturale del sistema immunitario a lesioni o infezioni, ma quando si protrae nel tempo, può portare a condizioni croniche come l'obesità, le malattie cardiache e il diabete.

Gli alimenti antinfiammatori sono un elemento fondamentale di un'alimentazione sana e equilibrata, aiutando a promuovere il benessere generale, a proteggere contro le malattie croniche e a sostenere un sistema immunitario forte. Questi alimenti contribuiscono a ridurre l'infiammazione lavorando a vari livelli, tra cui la modulazione del sistema immunitario, l'inibizione di specifiche vie infiammatorie e l'anti-ossidazione.

Numerosi studi hanno evidenziato le proprietà antinfiammatorie di determinati alimenti, come quelli ricchi di acidi grassi omega-3, antiossidanti, fibre e fitonutrienti. Gli acidi grassi omega-3, ad esempio, si trovano in abbondanza nel pesce grasso, nelle noci e nei semi di lino, e sono noti per le loro proprietà antinfiammatorie.

Gli antiossidanti sono un altro gruppo chiave di composti antinfiammatori presenti in molti alimenti. Questi composti, che includono vitamine come la vitamina C e la vitamina E, così come una serie di fitonutrienti, aiutano a neutralizzare i radicali liberi nel corpo, che possono causare infiammazione e danni alle cellule.

La fibra, che si trova in alimenti come cereali integrali, frutta, verdura e legumi, ha anche un ruolo importante nel controllo dell'infiammazione. Aiuta a regolare i livelli di zucchero nel sangue, a promuovere la sazietà e a nutrire il microbiota intestinale, che può avere un impatto significativo sull'infiammazione e sulla salute del sistema immunitario.

I fitonutrienti, presenti in molti alimenti vegetali, sono un altro importante gruppo di composti antinfiammatori. Questi composti, che includono polifenoli, flavonoidi e carotenoidi, hanno dimostrato di avere potenti proprietà antinfiammatorie.

"Alimenti stella antinfiammatori" - Presentazione di una lista di alimenti conosciuti per le loro proprietà antinfiammatorie, come i pesci grassi, le verdure a foglia verde, le bacche, i semi e le noci.

Ci sono numerosi alimenti stella noti per le loro proprietà antinfiammatorie che possono essere facilmente integrati nella dieta quotidiana per rafforzare il sistema immunitario e promuovere la salute generale.

Iniziamo con i pesci grassi. Alimenti come il salmone, lo sgombro, le sardine e il tonno sono ricchi di acidi grassi omega-3, noti per le loro potenti proprietà antinfiammatorie. Gli omega-3 possono aiutare a ridurre l'infiammazione sistemica e sono fondamentali per la salute del cuore e del cervello.

Le verdure a foglia verde, come gli spinaci, il cavolo nero, i broccoli e la bietola, sono altre eccellenti opzioni antinfiammatorie. Questi vegetali sono carichi di antiossidanti e fibre che aiutano a combattere l'infiammazione. Inoltre, sono fonti di vitamine e minerali essenziali che supportano il benessere generale.

Le bacche, tra cui mirtilli, lamponi, fragole e more, sono un altro gruppo di alimenti antinfiammatori da includere nella dieta. Sono ricche di antiossidanti, in particolare di un gruppo di composti chiamati antociani, che sono noti per le loro potenti proprietà antinfiammatorie.

I semi, come i semi di chia, i semi di lino e i semi di zucca, sono un'ulteriore fonte di nutrienti antinfiammatori. Oltre agli omega-3, offrono fibre, proteine e una serie di vitamine e minerali. Questi alimenti versatili possono essere facilmente aggiunti a cereali, insalate, yogurt e altro.

Le noci, compresi mandorle, noci e noci del Brasile, sono un altro potente alimento antinfiammatorio. Sono ricche di grassi sani, fibre e antiossidanti, e contribuiscono a una sensazione di sazietà, aiutando a prevenire gli eccessi alimentari.

Non dimentichiamo l'olio d'oliva extra vergine, un pilastro della dieta mediterranea. Questo olio è ricco di polifenoli, composti antinfiammatori che possono aiutare a ridurre il rischio di malattie croniche.

Infine, spezie e erbe come lo zenzero, la curcuma e l'origano meritano una menzione speciale. Questi alimenti sono noti per le loro potenti proprietà antinfiammatorie e possono essere facilmente incorporati in una varietà di piatti per un sapore extra e benefici per la salute.

"Come gli alimenti antinfiammatori rafforzano il sistema immunitario" - Discussione su come questi alimenti possano aiutare a rafforzare il sistema immunitario e a ridurre il rischio di malattie croniche.

Gli alimenti antinfiammatori giocano un ruolo cruciale nel rafforzamento del sistema immunitario e nella prevenzione delle malattie croniche. Questo è dovuto a una serie di fattori e meccanismi chiave che lavorano insieme per combattere l'infiammazione e promuovere la salute generale.

Prima di tutto, molti alimenti antinfiammatori sono ricchi di antiossidanti, che sono composti naturali che aiutano a proteggere il corpo dai danni dei radicali liberi. Questi radicali liberi sono molecole instabili che possono causare infiammazione e danni alle cellule se non vengono neutralizzati.

Gli antiossidanti presenti in questi alimenti non solo combattono i radicali liberi, ma stimolano anche il sistema immunitario. Fanno questo promuovendo la produzione di cellule immunitarie come i linfociti T e B, che svolgono un ruolo vitale nella difesa del corpo contro le infezioni e le malattie.

Un altro aspetto importante di come gli alimenti antinfiammatori rafforzano il sistema immunitario riguarda i grassi salutari che contengono.

Inoltre, questi grassi possono supportare la salute del sistema immunitario promuovendo la funzione delle cellule immunitarie. Gli omega-3, ad esempio, possono migliorare la funzione delle cellule immunitarie chiamate macrofagi, che svolgono un ruolo chiave nell'eliminazione dei patogeni e nella promozione della risposta immunitaria.

Gli alimenti antinfiammatori contengono anche una serie di vitamine e minerali essenziali che supportano il sistema immunitario. Queste vitamine supportano il sistema immunitario e aiutano a mantenere la pelle e le mucose - le prime linee di difesa del corpo contro i patogeni - sane e forti.

"Sostituire gli alimenti pro-infiammatori con alternative antinfiammatorie" - Suggerimenti per sostituire gli alimenti che aumentano l'infiammazione con opzioni più salutari.

L'adozione di una dieta antinfiammatoria comporta non solo l'integrazione di alimenti benefici, ma anche la sostituzione consapevole di alimenti pro-infiammatori con alternative più salutari.

Per iniziare, è importante capire quali alimenti possono contribuire all'infiammazione nel corpo. Tra questi, i cibi altamente trasformati e ricchi di zuccheri aggiunti, grassi trans e oli vegetali ad alto contenuto di omega-6, come l'olio di soia e di mais, sono i principali colpevoli. Questi alimenti possono alterare l'equilibrio dei microbi intestinali e causare una risposta infiammatoria nel corpo. Allo stesso modo, l'eccesso di alcol e di carne rossa, soprattutto se lavorata o cotta ad alte temperature, può contribuire all'infiammazione.

Un passo fondamentale nel passaggio a una dieta antinfiammatoria è quindi ridurre o eliminare questi alimenti dalla propria alimentazione. Ciò può sembrare un compito arduo, ma ci sono molte alternative salutari che possono rendere il processo più semplice e gustoso.

Invece di cibi altamente trasformati, optare per alimenti integrali non trasformati o minimamente trasformati. Questi includono frutta e verdura fresca, cereali integrali come l'avena e il riso integrale, legumi come lenticchie e ceci, e proteine magre come il pollo e il pesce. Questi alimenti sono ricchi di nutrienti e fibre che aiutano a combattere l'infiammazione.

Quando si tratta di grassi, è importante fare scelte sagge. Gli oli vegetali ad alto contenuto di omega-6 possono essere sostituiti con oli ricchi di omega-3 come l'olio d'oliva e l'olio di canapa, che hanno proprietà antinfiammatorie. Allo stesso modo, invece di alimenti ricchi di grassi trans, come alcuni prodotti da forno e snack trasformati, scegliere alimenti con grassi monoinsaturi e polinsaturi salutari, come noci, semi, avocado e pesci grassi.

Ridurre l'assunzione di zuccheri aggiunti può essere un'altra sfida, ma ci sono molti modi per farlo. Un buon punto di partenza è leggere attentamente le etichette degli alimenti e scegliere prodotti senza zuccheri aggiunti. Inoltre, è possibile sostituire lo zucchero in bevande e dolci con dolcificanti naturali come il miele o la stevia.

Infine, se l'alcol e la carne rossa sono parte della tua dieta, considera di moderarne l'assunzione. Invece di alcol, prova acqua aromatizzata naturalmente o tè verde, entrambi con proprietà antinfiammatorie. E invece della carne rossa, opta per fonti di proteine più magre e salutari, come il pollame, i legumi e i pesci grassi.

antinfiammatori" - Consigli e idee per incorporare più alimenti antinfiammatori nelle tue giornate, con esempi di pasti e ricette equilibrati e nutriente.

Creare pasti antinfiammatori può essere un'esperienza culinaria piacevole e rivelatrice, contribuendo a migliorare la salute generale, aumentare l'energia e sostenere il sistema immunitario. Con l'attenzione rivolta alla scelta di ingredienti salutari, ricchi di nutrienti e antinfiammatori, è possibile preparare una varietà di pasti gustosi e nutrizionalmente equilibrati.

Una colazione antinfiammatoria può includere avena cotta in acqua o latte vegetale, come latte di mandorla o di avena, abbellita con una generosa manciata di bacche fresche ricche di antiossidanti. Un pizzico di cannella, noto per le sue proprietà antinfiammatorie, può aggiungere un sapore dolce e speziato. Un paio di noci o semi sparsi sopra possono fornire un sapore croccante, oltre a una dose di grassi sani.

Per il pranzo, una ricca insalata di lenticchie può fare un ottimo lavoro. Le lenticchie sono un'eccellente fonte di proteine vegetali e fibre, che aiutano a mantenere stabile il livello di zucchero nel sangue, evitando picchi e cadute che possono promuovere l'infiammazione. Aggiungere verdure croccanti come cetrioli, pomodori e peperoni arrostiti per aumentare la quota di vitamine e minerali. Un filo d'olio extravergine d'oliva e un pizzico di curcuma possono aggiungere ulteriori benefici antinfiammatori.

Per la cena, il salmone al forno con un contorno di verdure a foglia verde è un'opzione eccellente. Il salmone è ricco di acidi grassi omega-3, che sono potenti antinfiammatori. Le verdure a foglia verde, come gli spinaci o il cavolo riccio, sono piene di vitamine, minerali e fibre che promuovono la salute del sistema immunitario. Una spolverata di semi di chia o di lino può fornire ulteriori nutrienti antinfiammatori.

Infine, per uno snack o un dessert, uno yogurt naturale con un pugno di bacche e noci può essere un'ottima scelta. Lo yogurt naturale è una fonte di probiotici, che possono supportare la salute dell'intestino e ridurre l'infiammazione, mentre le bacche e le noci aggiungono antiossidanti e grassi sani.

Ricorda, la chiave per creare pasti antinfiammatori è la varietà. Include una vasta gamma di alimenti in ogni pasto per garantire un apporto equilibrato di nutrienti.

Non esiste una "taglia unica" per la dieta antinfiammatoria, quindi sentiti libero di adattare questi suggerimenti alle tue esigenze e preferenze

personali. Avere una mentalità aperta e sperimentare con diversi alimenti può aiutarti a scoprire nuovi sapori, oltre a promuovere la tua salute e il tuo benessere.

CAPITOLO 7: Pianificare il Pasto: La Dieta Antinfiammatoria Giorno per Giorno

"L'importanza di una pianificazione del pasto efficace" - Spiegazione di come una buona pianificazione del pasto può facilitare il passaggio a una dieta antinfiammatoria e aiutare a mantenere un'alimentazione sana nel tempo.

Passare a una dieta antinfiammatoria può sembrare un compito arduo senza una preparazione adeguata. Tuttavia, con una pianificazione del pasto efficace, il processo può diventare notevolmente più agevole e gestibile.

La pianificazione del pasto consiste nel definire in anticipo i pasti e gli snack di una settimana o di un periodo determinato. Questo permette non solo di assicurarsi che si stiano includendo tutti i nutrienti necessari nella propria dieta, ma anche di facilitare la transizione verso una nuova routine alimentare. La pianificazione del pasto può aiutare a mantenere un'alimentazione sana nel tempo, poiché riduce la probabilità di cadere in vecchi schemi alimentari o di ricorrere a cibi meno salutari per comodità o per mancanza di tempo.

Una buona pianificazione del pasto si basa su tre pilastri principali: varietà, equilibrio e moderazione. La varietà garantisce un'ampia gamma di nutrienti e aiuta a prevenire la monotonia alimentare. L'equilibrio assicura un giusto rapporto tra i vari gruppi di alimenti, mentre la moderazione aiuta a evitare sia il sovrappeso che la mancanza di nutrienti essenziali.

Quando si pianifica un pasto antinfiammatorio, è importante iniziare identificando gli alimenti chiave da includere. Questi potrebbero includere alimenti ricchi di acidi grassi omega-3, come il pesce e le noci; alimenti ricchi di fibre, come frutta, verdura e cereali integrali; e alimenti con alto contenuto di antiossidanti, come bacche e verdure a foglia verde. Una volta identificati questi alimenti, è possibile iniziare a costruire i pasti intorno a essi.

Per esempio, si può pianificare una colazione a base di avena con bacche e noci, un pranzo a base di salmone con verdure a foglia verde e una cena a base di lenticchie e riso integrale. Questo assicurerebbe un buon equilibrio di proteine, carboidrati complessi, fibre e grassi sani. Gli snack possono essere altrettanto nutritivi, con opzioni come frutta fresca, yogurt naturale, noci o semi.

La pianificazione del pasto può anche aiutare a risparmiare tempo durante la settimana. Preparando in anticipo i pasti, è possibile avere a disposizione opzioni salutari pronte per essere consumate, riducendo così la tentazione di optare per cibi meno salutari.

Inoltre, la pianificazione del pasto può anche facilitare la spesa. Con una lista di ingredienti precisa, è possibile evitare acquisti impulsivi o non necessari, concentrando l'attenzione su alimenti che promuovono la salute e il benessere.

Nel complesso, una pianificazione del pasto efficace può essere un potente strumento per facilitare il passaggio a una dieta antinfiammatoria, contribuendo a promuovere la salute a lungo termine e a sostenere un sistema immunitario forte.

"Creazione di un piano alimentare antinfiammatorio" - Guida passo-passo su come creare un piano alimentare che incorpori gli alimenti antinfiammatori chiave e riduca al minimo gli alimenti pro-infiammatori.

Creare un piano alimentare antinfiammatorio è un processo pratico che può avere un impatto significativo sulla tua salute generale. Ecco una guida passo-passo per aiutarti in questo processo:

Passo 1: Conoscenza degli Alimenti

Prima di tutto, è importante conoscere gli alimenti che hanno proprietà antinfiammatorie e quelli che tendono ad essere pro-infiammatori. Gli alimenti antinfiammatori includono, tra gli altri, pesce ricco di Omega-3 come il salmone, frutta e verdura colorate come bacche e peperoni, noci e semi, oli vegetali come l'olio d'oliva e spezie come la curcuma e lo zenzero. D'altra parte, gli alimenti pro-infiammatori includono zuccheri raffinati, carni rosse e lavorate, grassi trans e alcuni oli vegetali, come l'olio di mais e l'olio di soia.

Passo 2: Inventariare la Dispensa

Guarda nella tua dispensa e nel tuo frigorifero. Quanti degli alimenti che hai sono antinfiammatori e quanti sono pro-infiammatori? Questo ti aiuterà a capire cosa dovresti eliminare o ridurre e cosa dovresti aumentare.

Passo 3: Creare un Piano Settimanale

Una volta che hai una buona comprensione di quali alimenti dovresti puntare, inizia a creare un piano alimentare settimanale. Questo non solo include i tuoi pasti principali, ma anche gli snack. Prova a pensare in termini di piatti che incorporano una varietà di alimenti antinfiammatori. Per esempio, potresti fare una colazione con avena, frutti di bosco e noci, un pranzo con salmone grigliato, quinoa e verdure arrostite, e una cena con pollo alla curcuma, riso integrale e una grande insalata verde.

Passo 4: Fai la Spesa

Con il tuo piano alimentare in mano, vai a fare la spesa. Cerca di rimanere il più possibile ai margini del supermercato, dove si trovano di solito i prodotti freschi. Evita il più possibile gli alimenti lavorati e preconfezionati che si trovano al centro del negozio.

Passo 5: Preparazione dei Pasti

Dopo aver fatto la spesa, dedica del tempo alla preparazione dei pasti. Questo può significare lavare e tagliare le verdure, cuocere una grande porzione di quinoa o riso integrale, o preparare dei petti di pollo per i pasti futuri. Questo rende molto più facile rispettare il tuo piano durante la settimana, quando il tempo potrebbe essere più stretto.

Passo 6: Revisione e Adattamento

Dopo aver seguito il tuo piano per una settimana o due, fai un passo indietro e valuta come sta andando. Ci sono pasti che non ti sono piaciuti o che erano troppo complicati da preparare? Cerca di adattare il tuo piano in base a queste esperienze. La flessibilità è fondamentale per mantenere a lungo termine un nuovo stile alimentare

"Esempi di menu giornalieri antinfiammatori" - Fornire esempi di menu giornalieri che seguono i principi della dieta antinfiammatoria, includendo opzioni per la colazione, il pranzo, la cena e gli snack.

Menu 1

Colazione: Frullato antinfiammatorio. Unisci bacche fresche o congelate (come mirtilli, lamponi o fragole), spinaci, semi di chia, latte di mandorle senza zuccheri aggiunti e un cucchiaio di olio di semi di lino. Questo frullato offre una dose di antiossidanti dalle bacche, omega-3 dai semi di chia e olio di semi di lino, e proteine dal latte di mandorle.

Spuntino mattutino: Un piccolo pugno di noci. Le noci sono ricche di grassi sani e sono un'ottima opzione per uno snack.

Pranzo: Insalata di quinoa e salmone. Mescola salmone alla griglia, quinoa cotta, pomodorini, cetrioli, olive nere e spinaci freschi. Condisci con succo di limone e olio d'oliva extra vergine. Questo pranzo è ricco di proteine, omega-3 e fibra.

Spuntino pomeridiano: Bastoncini di carote e hummus. Questo snack offre una combinazione di proteine e fibre che aiuta a mantenere stabili i livelli di zucchero nel sangue.

Cena: Pollo alla curcuma con broccoli al vapore e patate dolci al forno. La curcuma è noto per le sue proprietà antinfiammatorie, e il pollo è una buona fonte di proteine magre.

Dessert: Una macedonia di frutta fresca, come ananas e mango, che sono ricchi di vitamina C e altri antiossidanti.

Menu 2

Colazione: Porridge d'avena con mirtilli, noci e un filo di miele. L'avena è un'ottima fonte di fibre e i mirtilli sono ricchi di antiossidanti.

Spuntino mattutino: Un frutto intero, come una mela o una pera.

Pranzo: Wrap di tacchino con lattuga, pomodoro, avocado e una spolverata di semi di zucca. Questo pranzo offre un buon equilibrio di proteine magre, grassi sani e fibre.

Spuntino pomeridiano: Yogurt greco senza grassi con una manciata di lamponi freschi e un cucchiaio di semi di lino macinati.

Cena: Pesce spada alla griglia con insalata di quinoa, pomodori ciliegia, rucola e feta. Il pesce spada è una buona fonte di omega-3 e la quinoa offre proteine e fibra.

Dessert: Una manciata di ciliegie fresche, che sono noti per le loro proprietà antinfiammatorie.

Ricorda, questi sono solo esempi. Il tuo piano alimentare deve essere adattato alle tue preferenze alimentari, alle tue esigenze nutrizionali e al tuo stile di vita.

"Consigli per la preparazione dei pasti e la conservazione" - Suggerimenti utili per la preparazione dei pasti in anticipo e per la conservazione, per facilitare la seguente della dieta durante la settimana.

La preparazione dei pasti in anticipo e la conservazione adeguata possono essere strumenti potenti per aiutarti a seguire una dieta antinfiammatoria. Ecco alcuni consigli per facilitare questo processo:

1. Pianificazione:

Una buona pianificazione è fondamentale. Cerca di dedicare un po' di tempo ogni settimana a pianificare i tuoi pasti. Questo ti aiuterà a sapere cosa acquistare quando vai a fare la spesa, a risparmiare tempo durante la settimana e a ridurre il rischio di ricorrere a cibi pronti o fast food.

2. Preparazione in blocco:

Una volta che hai il tuo piano, considera la possibilità di preparare in anticipo il più possibile. Questo può includere la cottura di grandi lotti di cereali integrali come riso o quinoa, la pulizia e il taglio delle verdure, la cottura di proteine come pollo o pesce, o la preparazione di insalate che possono essere conservate in frigorifero per alcuni giorni.

3. Conservazione adeguata:

Assicurati di avere i contenitori adeguati per conservare i tuoi pasti. I contenitori di vetro con coperchi ermetici sono un'ottima opzione perché sono sicuri per il congelatore, il microonde e la lavastoviglie. Cerca di separare i componenti dei pasti che potrebbero ammorbidirsi se conservati insieme, come le insalate e i condimenti.

4. Utilizza il congelatore:

Il congelatore può essere un grande alleato nella preparazione dei pasti. Puoi congelare porzioni di pasti cotti, come zuppe o stufati, e poi scongelarli quando sei pronto per mangiarli. Questo è particolarmente utile per i pasti che non pianifichi di mangiare nei primi giorni dopo la preparazione.

5. Fai spuntini pronti:

Avere spuntini sani e pronti per essere consumati può aiutarti a mantenere la tua dieta antinfiammatoria anche quando sei di fretta. Considera la possibilità di preparare sacchetti di verdure tagliate, di porzionare yogurt greco in contenitori individuali con una manciata di bacche, o di fare un grosso lotto di frullato da bere durante la settimana.

6. Flessibilità:

Nonostante la pianificazione e la preparazione, la vita può essere imprevedibile. Mantieni una certa flessibilità nel tuo piano alimentare. Se un giorno non riesci a seguire esattamente il tuo piano, non preoccuparti. Fai del tuo meglio e torna alla tua routine appena puoi.

La preparazione dei pasti può sembrare scoraggiante all'inizio, ma con un po' di pratica può diventare una parte normale della tua routine. Potrebbe anche diventare un momento piacevole della tua settimana, un tempo dedicato a prenderti cura di te stesso e della tua salute. Ricorda, ogni piccolo passo che fai verso una dieta più antinfiammatoria è un passo verso una migliore salute generale.

"Gestire le occasioni speciali e i pasti fuori casa" - Consigli su come mantenere i principi della dieta antinfiammatoria quando si mangia fuori o durante le feste e le occasioni speciali.

Le occasioni speciali, le feste e i pasti fuori casa possono rappresentare una sfida quando si cerca di seguire una dieta antinfiammatoria. Tuttavia, con qualche strategia e pianificazione, è possibile continuare a fare scelte alimentari sane senza sentirsi privati.

1. Pianificazione anticipata:

Prima di uscire, informatevi sul menù del ristorante. Molti ristoranti pubblicano i loro menù online, permettendoti di pianificare in anticipo cosa ordinare. Cerca piatti che contengano alimenti antinfiammatori, come verdure, pesce o cereali integrali.

2. Non aver paura di chiedere:

Non esitare a fare domande sul menù o a chiedere modifiche. Per esempio, potresti chiedere di sostituire le patatine fritte con una porzione di verdure, o di ridurre il condimento su un'insalata.

3. Porta con te gli snack:

Se stai partecipando a un evento dove non sei sicuro delle opzioni alimentari disponibili, porta con te degli snack antinfiammatori. Frutta secca, noci, semi o barrette di cereali integrali possono essere un'ottima opzione.

4. Bilanciare il piatto:

Cerca di equilibrare il tuo piatto seguendo la regola del 50/25/25: metà del piatto dovrebbe essere composta da verdure, un quarto da proteine magre, come pesce o pollo, e un quarto da cereali integrali o patate.

5. Mantieni il controllo delle porzioni:

Anche gli alimenti più sani possono portare a un eccesso di calorie se consumati in grandi quantità. Cerca di ascoltare i segnali di sazietà del tuo corpo e cerca di evitare di mangiare fino a sentirsi troppo pieno.

6. Bevande:

Ricorda che anche le bevande possono contribuire all'infiammazione. L'alcol e le bevande zuccherate dovrebbero essere limitati. Opta per acqua, tè senza zucchero o un bicchiere di vino rosso.

7. Tratta te stesso con moderazione:

Ricorda che è importante anche godersi le occasioni speciali. Se c'è un piatto che ti piace particolarmente e che non rientra nella dieta antinfiammatoria, concediti una porzione moderata. Il segreto sta nel bilanciare la moderazione con il godimento.

8. Ritorno alla normalità:

Se un'occasione speciale ha interrotto la tua dieta antinfiammatoria, cerca di tornare alla tua routine alimentare normale il più rapidamente possibile. Non lasciare che un pasto o un giorno di alimentazione meno ideale ti scoraggi.

CAPITOLO 8: Rafforzare il Sistema Immunitario: Nutrienti e Alimenti Indispensabili

"Il ruolo del sistema immunitario e l'importanza della nutrizione" - Discussione sulla funzione del sistema immunitario e l'impatto che la dieta e i nutrienti hanno sul suo funzionamento.

Il sistema immunitario è la nostra linea difensiva contro i patogeni invasori come virus, batteri e parassiti. È una rete complessa di cellule, tessuti e organi che lavorano insieme per proteggere l'organismo. Quando funziona correttamente, ci difende dalle malattie infettive e da altre condizioni patologiche. Tuttavia, il sistema immunitario può essere indebolito da fattori come stress, invecchiamento, malattie croniche e una dieta scorretta, rendendo l'organismo più suscettibile alle malattie.

È qui che entra in gioco la nutrizione. La dieta che seguiamo ha un impatto profondo sul funzionamento del nostro sistema immunitario. Nutrienti specifici sono necessari per la produzione e il funzionamento delle cellule immunitarie, e una carenza di questi nutrienti può indebolire la risposta immunitaria. Inoltre, la dieta può influenzare l'infiammazione nel corpo, che a sua volta può influire sulla funzione immunitaria.

Uno dei nutrienti più importanti per il sistema immunitario è la vitamina C, che è essenziale per la funzione delle cellule immunitarie. È un potente antiossidante che protegge le cellule immunitarie dai danni dei radicali liberi e stimola la produzione di globuli bianchi, che sono la linea di difesa primaria contro l'infezione. Alimenti ricchi di vitamina C includono agrumi, peperoni rossi, kiwi, fragole e verdure a foglia verde.

La vitamina D è un altro nutriente chiave per la salute immunitaria. Questa vitamina, che è prodotta dalla pelle in risposta alla luce solare, regola la funzione delle cellule immunitarie e può aiutare a prevenire le infezioni. Tuttavia, molte persone non ricevono abbastanza vitamina D attraverso l'esposizione al sole o la dieta, quindi può essere utile un supplemento.

Anche i minerali come lo zinco e il selenio svolgono un ruolo critico nel sistema immunitario. Lo zinco è necessario per la funzione dei globuli bianchi, mentre il selenio aiuta a ridurre l'infiammazione e aumenta l'immunità. Alimenti ricchi di zinco includono carni, legumi e semi, mentre il selenio può essere trovato in alimenti come noci brasiliane, pesce, carne e uova.

Infine, gli acidi grassi omega-3, che si trovano in alimenti come il pesce grasso, le noci e i semi di lino, possono aiutare a ridurre l'infiammazione nel corpo, supportando così la funzione immunitaria. Inoltre, i probiotici presenti in alimenti fermentati come yogurt, kefir e crauti possono sostenere la salute del microbioma intestinale, che è strettamente legato alla funzione immunitaria.

Complessivamente, una dieta equilibrata e nutriente che include una varietà di frutta, verdura, proteine magre, cereali integrali e grassi sani può fornire i nutrienti necessari per sostenere un sistema immunitario forte.

"Vitamine e minerali chiave per il sistema immunitario" - Presentazione dei nutrienti più importanti per il sistema immunitario, come la vitamina C, la vitamina D, lo zinco e il selenio, e degli alimenti in cui si trovano.

Un sistema immunitario efficace e ben funzionante è alimentato da una moltitudine di nutrienti essenziali. Tra questi, spiccano alcune vitamine e minerali particolarmente chiave che giocano un ruolo fondamentale nel supportare le funzioni immunitarie.

Cominciamo con la vitamina C, spesso associata alla prevenzione del comune raffreddore. La vitamina C contribuisce alla produzione e al funzionamento delle cellule del sistema immunitario, e aiuta a proteggere queste cellule dai danni ossidativi. Alimenti ricchi di vitamina C sono, ad esempio, gli agrumi, i peperoni, le fragole, i kiwi e le verdure a foglia verde.

Un altro nutriente importante per il sistema immunitario è la vitamina D. Questa vitamina aiuta a regolare la risposta immunitaria e ha dimostrato di poter ridurre il rischio di infezioni respiratorie. Fonti alimentari di vitamina D includono pesce grasso come salmone e sgombro, tuorlo d'uovo e latte fortificato. Vale la pena notare che l'esposizione solare stimola la produzione di vitamina D nel corpo, ma in alcune regioni o in determinate stagioni potrebbe non essere sufficiente.

Lo zinco è un minerale fondamentale per il funzionamento del sistema immunitario. Contribuisce alla crescita e alla funzione delle cellule immunitarie, e una carenza può portare a un indebolimento della risposta immunitaria. Fonti di zinco includono carni rosse, pollame, frutti di mare come ostriche e granchi, legumi, semi e noci.

Infine, il selenio, un potente antiossidante, svolge un ruolo importante nella prevenzione dell'infiammazione e nel mantenimento del sistema immunitario. Alimenti ricchi di selenio includono noci del Brasile, tonno, sardine, petto di tacchino, e uova.

"Alimenti che potenziano il sistema immunitario" - Elenco di alimenti che sono particolarmente benefici per il sistema immunitario, inclusi alimenti ricchi di antiossidanti e probiotici.

Per sostenere un sistema immunitario efficace e resiliente, la selezione di alimenti specifici nella nostra dieta quotidiana può fare una differenza significativa. Oltre alle vitamine e ai minerali fondamentali di cui abbiamo parlato, ci sono numerosi alimenti che vantano una composizione unica di nutrienti e composti bioattivi che possono aiutare a potenziare le nostre difese naturali.

Iniziamo con gli alimenti ricchi di antiossidanti. Questi includono frutta e verdura colorate come bacche, pomodori, carote, spinaci, peperoni e melograni, oltre a noci, semi e legumi. Gli antiossidanti aiutano a neutralizzare i radicali liberi nel corpo, sostanze nocive che possono causare infiammazione e danneggiare le cellule.

I probiotici, che sono microrganismi benefici, possono anche svolgere un ruolo nel potenziamento del sistema immunitario. Questi si trovano in alimenti fermentati come yogurt, kefir, crauti, kimchi e miso. I probiotici contribuiscono a mantenere l'equilibrio della flora intestinale, un elemento chiave per un sistema immunitario efficiente, dato che una grande parte del nostro sistema immunitario risiede nell'intestino.

Il pesce grasso, come il salmone, lo sgombro e le sardine, è ricco di acidi grassi omega-3, noti per le loro proprietà antinfiammatorie. Essi contribuiscono a modulare la risposta immunitaria e possono ridurre il rischio di malattie croniche come le malattie cardiache.

Gli alimenti ricchi di fibra, come frutta, verdura, legumi e cereali integrali, contribuiscono a nutrire il microbiota intestinale, favoriscono la digestione e possono aiutare a ridurre l'infiammazione.

Le spezie e le erbe aromatiche, come lo zenzero, la curcuma, l'aglio e il rosmarino, non solo aggiungono sapore ai piatti, ma contengono anche composti bioattivi che possono avere effetti antinfiammatori e antimicrobici.

I funghi, come shiitake, maitake e reishi, contengono beta-glucani, composti che possono potenziare la risposta immunitaria. Allo stesso modo, il tè verde è noto per le sue proprietà antiossidanti e anti-infiammatorie grazie a un composto chiamato EGCG.

"L'importanza della salute dell'intestino per il sistema immunitario" - Discussione sulla connessione tra la salute dell'intestino e il sistema immunitario, e come una dieta antinfiammatoria può favorire un microbiota intestinale sano.

La salute dell'intestino è intrinsecamente legata alla capacità del sistema immunitario di funzionare in modo efficiente. Infatti, l'intestino è il luogo in cui risiede la maggior parte del nostro sistema immunitario. Inoltre, il microbiota intestinale, l'insieme di microrganismi che vivono nel nostro intestino, ha un ruolo chiave nella regolazione dell'immunità. Pertanto, mantenere un intestino sano e un microbiota equilibrato è fondamentale per potenziare il sistema immunitario.

Il microbiota intestinale è composto da una vasta comunità di batteri, virus, funghi e altri microrganismi. Questi microrganismi convivono in un delicato equilibrio, e il loro rapporto con l'ospite può influenzare profondamente la salute dell'individuo. Un microbiota intestinale sano e diversificato può aiutare a regolare la risposta immunitaria, proteggere l'organismo dalle infezioni patogene e ridurre l'infiammazione.

La dieta svolge un ruolo fondamentale nel modellare il microbiota intestinale. Gli alimenti che mangiamo possono influenzare la composizione e la funzione del microbiota, promuovendo la crescita di specie benefici o patogene. Una dieta antinfiammatoria, ricca di alimenti nutrienti e povera di alimenti pro-infiammatori, può sostenere la salute del microbiota intestinale e, di conseguenza, la salute del sistema immunitario.

Gli alimenti ricchi di fibre sono particolarmente benefici per il microbiota intestinale. Le fibre non solo favoriscono la digestione, ma funzionano anche come prebiotici, nutrendo i batteri benefici nell'intestino. Consumare una varietà di alimenti ricchi di fibre può aiutare a promuovere la diversità del microbiota intestinale, che è associata a una migliore salute generale.

Gli alimenti fermentati, contengono probiotici, o batteri benefici, che possono contribuire all'equilibrio del microbiota intestinale. Inoltre, alcuni studi suggeriscono che i probiotici possono avere effetti anti-infiammatori e potenziare la risposta immunitaria.

L'acqua è un altro elemento cruciale per la salute dell'intestino. Mantenere un adeguato livello di idratazione può aiutare a supportare la digestione e l'assorbimento dei nutrienti.

"Creare un piano alimentare per rafforzare il sistema immunitario" - Suggerimenti per incorporare gli alimenti e i nutrienti chiave per il sistema immunitario nella dieta quotidiana.

Creare un piano alimentare efficace per rafforzare il sistema immunitario richiede un attento equilibrio tra l'incorporazione di alimenti e nutrienti chiave e il mantenimento di una dieta varia ed equilibrata. Ecco alcuni suggerimenti per iniziare:

Includi più alimenti ricchi di vitamine e minerali immuno-stimolanti: Come abbiamo discusso, nutrienti come le vitamine C e D, lo zinco e il selenio sono fondamentali per il funzionamento ottimale del sistema immunitario. Assicurati di includere fonti alimentari di questi nutrienti nel tuo piano alimentare. Ad esempio, potresti includere arance o kiwi per la vitamina C, salmone o tuorlo d'uovo per la vitamina D, noci brasiliane per il selenio e carne magra o lenticchie per lo zinco.

Consuma alimenti probiotici e prebiotici per sostenere la salute dell'intestino: I fermentati come lo yogurt e il kefir sono ricchi di probiotici, mentre frutta, verdura e cereali integrali forniscono fibre prebiotiche che nutrono il microbiota intestinale. Includi queste opzioni nel tuo piano alimentare per aiutare a mantenere un intestino sano e un sistema immunitario forte.

Aumenta l'assunzione di antiossidanti: Gli antiossidanti aiutano a neutralizzare i radicali liberi, molecole instabili che possono causare danni cellulari e contribuire all'infiammazione. Molti alimenti antinfiammatori sono ricchi di antiossidanti. Frutta e verdura colorate, come bacche, spinaci, carote e peperoni, sono ottime fonti di antiossidanti.

Mantieni una dieta varia ed equilibrata: Mentre è importante concentrarsi su alimenti specifici, è altrettanto fondamentale mantenere una dieta varia. Ogni alimento ha un unico profilo nutrizionale e fornisce un mix diverso di vitamine, minerali e altri nutrienti. Consumare una varietà di alimenti aiuterà a garantire che tu stia ottenendo un ampio spettro di nutrienti essenziali per il sistema immunitario.

Pianifica i pasti in anticipo: La pianificazione dei pasti può aiutare a garantire che tu stia ottenendo tutti i nutrienti di cui hai bisogno e può rendere più facile lo stick alla tua dieta. Prova a pianificare i pasti settimanali, tenendo conto di come incorporerai diverse fonti di nutrienti immuno-stimolanti in ogni pasto.

Stai attento alle dimensioni delle porzioni: Anche se stai cercando di includere più alimenti benefici nella tua dieta, è importante essere attenti alle dimensioni delle porzioni. Consumare troppo di qualsiasi alimento, anche se è sano, può portare a un eccesso di calorie e potenzialmente a un aumento di peso.

Idratazione: L'acqua svolge un ruolo cruciale in molte funzioni del corpo, inclusa la funzione immunitaria. Assicurati di bere abbastanza acqua durante il giorno per rimanere adeguatamente idratato.

Sii flessibile e goditi il tuo cibo: Mentre è importante seguire il tuo piano alimentare il più possibile, è altrettanto importante essere flessibile e godersi il cibo. Se ti trovi in una situazione in cui non puoi aderire esattamente al tuo piano, fai del tuo meglio per fare scelte sane. E ricorda, è perfettamente accettabile godersi un trattamento occasionale!

Ecco un esempio di come potrebbe apparire un piano alimentare giornaliero per rafforzare il sistema immunitario:

Colazione: Yogurt greco con bacche miste (ricco di probiotici e antiossidanti) e una spolverata di semi di chia (ricchi di omega-3).

Spuntino mattutino: Un'arancia (ricca di vitamina C) e una manciata di noci (ricche di zinco).

Pranzo: Insalata con spinaci (ricchi di vitamina A e C), salmone alla griglia (ricco di vitamina D e omega-3), pomodori (ricchi di vitamina C e

antiossidanti) e un po' di olio d'oliva extra vergine (ricco di grassi monoinsaturi salutari).

Spuntino pomeridiano: Carote e hummus (ricchi di fibre e vitamina A).

Cena: Pollo alla griglia (ricco di zinco), quinoa (ricca di fibre e proteine), broccoli al vapore (ricchi di vitamina C e antiossidanti) e una piccola porzione di noci brasiliane per il dessert (ricche di selenio).

Spuntino serale: Kefir (ricco di probiotici) con una spolverata di semi di lino macinati (ricchi di omega-3).

CAPITOLO 9: Storie di Successo: Vite Cambiate grazie alla Dieta Antinfiammatoria

"Introduzione alle storie di successo" - Breve presentazione dei protagonisti delle storie di successo e della loro lotta contro l'infiammazione cronica.

Il percorso verso una salute ottimale è spesso contrassegnato da storie personali di lotta, resistenza e, infine, successo. Queste storie di successo ci offrono preziosi insegnamenti sulla potenza del cibo come medicina e sull'importanza di ascoltare il nostro corpo. In questa sezione, avremo l'opportunità di conoscere tre individui straordinari: Maria, Luca e Elena, che hanno combattuto l'infiammazione cronica incorporando nella loro dieta gli alimenti antinfiammatori.

Maria: Un'elegante signora di mezza età, Maria ha sempre avuto una passione per la cucina. Tuttavia, la sua vita ha preso una svolta quando è stata diagnosticata con l'artrite reumatoide, una malattia autoimmune che causa infiammazione cronica. Questo l'ha spinta a ripensare il suo approccio all'alimentazione e a concentrarsi su cibi ricchi di antinfiammatori naturali. Nonostante le sfide, Maria è stata in grado di gestire i sintomi della sua malattia con successo, mantenendo un equilibrio tra la tradizione culinaria e le scelte alimentari sane.

Luca: Un giovane professionista appassionato di sport, Luca ha affrontato l'infiammazione cronica a seguito di un infortunio sportivo che ha portato a problemi persistenti di gonfiore e dolore. Con l'aiuto di un nutrizionista, ha iniziato un viaggio verso una dieta antinfiammatoria, aprendosi a una nuova comprensione dell'importanza di un'alimentazione equilibrata. La sua storia è un esempio di come l'infiammazione possa colpire a qualsiasi età e di come una dieta mirata possa fare la differenza.

Elena: Elena è un'instancabile madre di due bambini che ha dovuto affrontare un percorso di infiammazione cronica a seguito della diagnosi di psoriasi. Malgrado le difficoltà iniziali nel gestire i cambiamenti alimentari mentre si occupava della famiglia, Elena ha integrato alimenti antinfiammatori nella dieta familiare, migliorando non solo la sua salute, ma anche quella dei suoi cari.

Queste tre storie dimostrano come ognuno può prendere in mano la propria salute attraverso scelte alimentari consapevoli. Maria, Luca ed Elena rappresentano esempi viventi del fatto che l'infiammazione cronica può essere gestita e che è possibile vivere una vita piena e attiva nonostante le sfide. Le loro storie ci ricordano che la dieta è molto più di quello che mangiamo: è uno strumento per prendersi cura di noi stessi, per ascoltare il nostro corpo e per vivere la vita al meglio. Speriamo che le loro storie di successo ispirino anche te a fare del tuo meglio per nutrire il tuo corpo in modo salutare e antinfiammatorio.

"Il viaggio verso una dieta antinfiammatoria" - Racconto delle esperienze individuali di cambiamento della dieta, delle sfide affrontate e dei modi in cui hanno superato gli ostacoli.

Il viaggio verso una dieta antinfiammatoria è un percorso unico per ognuno, un cammino che può essere disseminato di sfide, ma anche ricco di rivelazioni ed esplorazioni. Raccontare le esperienze individuali di Maria, Luca ed Elena offre una visione più chiara di come si possa affrontare tale viaggio.

Maria: Il viaggio di Maria verso una dieta antinfiammatoria è iniziato in modo abbastanza tumultuoso. All'inizio, era sopraffatta dall'idea di dover cambiare il suo stile di cucina tradizionale. Ma la sua passione per il cibo l'ha aiutata a trovare il giusto equilibrio tra le ricette amate e le nuove scelte salutari. La sua sfida principale è stata quella di reinventare i suoi piatti preferiti in versioni più sane, mantenendo il gusto e la tradizione. Ha superato questa sfida dedicando tempo alla ricerca e alla sperimentazione, scoprendo che i sapori naturali degli alimenti antinfiammatori potevano effettivamente arricchire le sue ricette.

Luca: Luca ha affrontato un viaggio diverso. La sua sfida più grande è stata quella di cambiare le sue abitudini alimentari mentre manteneva un alto livello di attività fisica. La sua preoccupazione era quella di non ricevere abbastanza energia e nutrienti per i suoi allenamenti intensi. Tuttavia, con l'aiuto di un nutrizionista, è riuscito a sviluppare un piano alimentare che non solo riducesse l'infiammazione, ma gli fornisse anche l'energia necessaria. Luca ha dovuto sperimentare, adattare e imparare a fidarsi del processo.

Elena: Elena, da parte sua, ha dovuto equilibrare le esigenze della sua famiglia con le sue. All'inizio, le è sembrato un compito insormontabile preparare pasti diversi per sé e per la sua famiglia. Tuttavia, con il tempo, ha trovato modi per incorporare alimenti antinfiammatori in piatti che tutti in famiglia potevano apprezzare. Questo non solo ha reso il processo più gestibile, ma ha anche contribuito a migliorare la salute generale della sua famiglia.

Ogni viaggio verso una dieta antinfiammatoria comporta le proprie sfide. Tuttavia, come dimostrano le storie di Maria, Luca ed Elena, con la volontà di apprendere, adattarsi e perseverare, queste sfide possono essere superate. Queste storie testimoniano il fatto che il cambiamento è possibile e che il viaggio verso una salute migliore può essere un'avventura gratificante e rivelatrice. Lascia che queste storie ti ispirino nel tuo percorso verso un'alimentazione più sana e antinfiammatoria.

"L'impatto sulla salute e il benessere" - Discussione sui cambiamenti fisici e sulla salute che le persone hanno sperimentato dopo aver adottato la dieta antinfiammatoria, inclusi perdita di peso, aumento dell'energia, riduzione dei sintomi di malattie croniche e miglioramento della salute mentale.

Adottare una dieta antinfiammatoria può portare a cambiamenti trasformazionali nella salute fisica e mentale, come sperimentato da Maria, Luca ed Elena. Ognuno di loro ha riscontrato benefici notevoli che hanno avuto un impatto profondo sulla loro qualità di vita.

Maria: La decisione di Maria di seguire una dieta antinfiammatoria si è rivelata una vittoria non solo per il suo palato, ma anche per la sua salute. Ha perso peso senza sentire la privazione tipica delle diete restrittive. Oltre a questo, ha sperimentato un aumento dei livelli di energia e una riduzione dei sintomi di infiammazione che affliggevano le sue articolazioni. Questi cambiamenti hanno migliorato non solo la sua salute fisica, ma anche il suo stato d'animo, rendendola più ottimista e resiliente.

Luca: Luca ha visto miglioramenti significativi nella sua performance fisica. Non solo ha mantenuto il suo livello di energia durante gli allenamenti intensi, ma ha anche notato una riduzione del tempo di recupero e dei dolori muscolari post-allenamento. Questo miglioramento nella sua capacità di allenamento ha avuto un effetto positivo sulla sua autostima e sulla sua determinazione. Inoltre, Luca ha notato una riduzione della sua tendenza a raffreddori e influenze, segno evidente di un sistema immunitario più forte.

Elena: Elena ha riscontrato cambiamenti positivi sia nella sua salute che in quella della sua famiglia. La sua scelta di incorporare alimenti antinfiammatori nei pasti familiari ha portato a una perdita di peso generale e a un aumento dei livelli di energia in tutta la famiglia. Anche i problemi di salute preesistenti, come l'eczema di uno dei suoi figli e l'ipertensione del marito, hanno mostrato segni di miglioramento. Inoltre, Elena ha riscontrato un miglioramento nella sua salute mentale: l'ansia legata alla gestione della salute della sua famiglia si è alleviata, e ha notato un aumento generale del benessere.

"Cambiamenti nello stile di vita e nell'alimentazione" - Dettagli sui cambiamenti specifici che le persone hanno apportato alla loro dieta e al loro stile di vita, e come hanno incorporato la dieta antinfiammatoria nella loro vita quotidiana.

Nel percorso per rafforzare il sistema immunitario e combattere l'infiammazione, Maria, Luca ed Elena hanno apportato cambiamenti significativi al loro stile di vita e alla loro alimentazione, incorporando con successo la dieta antinfiammatoria nella loro vita quotidiana.

Maria: Inizialmente, Maria ha deciso di eliminare gradualmente gli alimenti pro-infiammatori dalla sua dieta. Ha sostituito gli oli vegetali raffinati con l'olio extravergine di oliva, ha ridotto il consumo di zuccheri aggiunti e ha introdotto più verdure e frutta nella sua dieta. Maria ha anche iniziato a cucinare di più a casa, esplorando ricette antinfiammatorie e sperimentando con nuovi ingredienti. Questo cambiamento non solo ha portato benefici alla sua salute, ma ha anche risvegliato una nuova passione per la cucina.

Luca: Luca ha puntato sull'aumento del consumo di proteine di alta qualità e sul mantenimento di un adeguato equilibrio tra i macronutrienti. Ha incorporato più pesce nelle sue diete, specialmente salmone e sgombro, ricchi di omega-3. Luca ha anche scoperto l'importanza dell'equilibrio tra attività fisica e riposo, prendendosi il tempo per il recupero dopo gli allenamenti e per un sonno di qualità, che gioca un ruolo cruciale nel mantenimento di un sistema immunitario forte.

Elena: Elena ha trasformato l'approccio alimentare della sua intera famiglia, introducendo gradualmente cibi ricchi di nutrienti e antinfiammatori nelle loro diete quotidiane. Ha anche limitato il consumo di alimenti confezionati e processati, favorendo invece cibi integrali e freschi. Elena ha anche sottolineato l'importanza della regolarità dei pasti e ha incoraggiato la famiglia a condividere il tempo dei pasti insieme, riconoscendo l'importanza dell'aspetto sociale dell'alimentazione.

Tutti e tre hanno compreso che una dieta antinfiammatoria non significa soltanto eliminare o limitare determinati alimenti, ma soprattutto arricchire la dieta con una varietà di alimenti nutrienti e benefici. Hanno imparato a fare scelte alimentari consapevoli, ascoltando il loro corpo e adattando la dieta alle loro esigenze individuali.

"Consigli e riflessioni" - Raccolta di consigli e riflessioni da parte delle persone che hanno avuto successo con la dieta antinfiammatoria, per ispirare e motivare i lettori a intraprendere il loro viaggio verso la salute.

Le esperienze di Maria, Luca ed Elena forniscono una preziosa raccolta di consigli e riflessioni che possono ispirare e motivare i lettori a intraprendere il loro viaggio verso una vita più sana attraverso la dieta antinfiammatoria.

Maria: Dopo la sua esperienza, Maria consiglia di fare piccoli cambiamenti incrementali invece di tentare un'overhaul totale della dieta. "Non si tratta di perfezione, ma di progresso," afferma. "Sostituire un alimento pro-infiammatorio alla volta con uno più sano può fare una grande differenza nel lungo termine." Maria sottolinea anche l'importanza di trovare piacere nell'essere creativi con il cibo. "Esplora nuove ricette, sperimenta con spezie e erbe per aggiungere sapore senza ricorrere a condimenti processati. Il cibo dovrebbe nutrire, ma anche farci stare bene."

Luca: Luca sottolinea l'importanza di un approccio equilibrato all'alimentazione e allo stile di vita. "Non si tratta solo di cosa mangiamo, ma anche di come viviamo," dice. "Incorpora l'attività fisica nella tua routine e assicurati di ottenere un riposo adeguato. Sono entrambi cruciali per il sistema immunitario." Luca suggerisce anche di non temere le proteine di alta qualità e i grassi sani, entrambi essenziali per la salute.

Elena: Elena riflette sulla necessità di coinvolgere tutta la famiglia nel viaggio verso la salute. "Quando tutta la famiglia è a bordo, diventa più facile fare scelte salutari e sostenibili," dice. Elena sottolinea anche l'importanza del tempo dei pasti condiviso, "Il cibo è nutrimento, ma è anche comunità. Condividere i pasti con la famiglia può dare un significato più profondo al cibo e rendere più piacevole l'adozione di una dieta sana."

Ognuno di loro riflette su come l'adozione di una dieta antinfiammatoria abbia contribuito non solo a migliorare la loro salute fisica, ma anche a migliorare la loro salute mentale e il loro benessere generale. Questo viaggio, sebbene non privo di sfide, li ha portati a sviluppare un rapporto più sano con il cibo e con il loro corpo, portando a una qualità della vita notevolmente migliorata.

I loro consigli e riflessioni ci ricordano che non esiste un approccio universale per adottare una dieta antinfiammatoria, ma piuttosto una serie di percorsi individuali e personali. La chiave è ascoltare il proprio corpo, fare scelte alimentari consapevoli e fare piccoli cambiamenti sostenibili che si sommano nel tempo. Nel loro viaggio verso la salute, Maria, Luca ed Elena ci ricordano che vale la pena prendersi cura del proprio corpo e nutrirlo con cibi sani e nutrienti.

CAPITOLO 10: Il Tuo Percorso Antinfiammatorio: Mantenere i Benefici a Lungo Termine

"Rendere la dieta antinfiammatoria uno stile di vita" - Discussione su come trasformare la dieta antinfiammatoria da un regime temporaneo a un vero e proprio stile di vita.

Il segreto per sfruttare appieno i benefici della dieta antinfiammatoria risiede nel trasformare questo approccio nutrizionale da un regime temporaneo a un vero e proprio stile di vita. Infatti, è proprio questa prospettiva a lungo termine che permette di mantenere i benefici sulla salute nel tempo e di sfruttare pienamente l'impatto positivo che la dieta antinfiammatoria può avere sul nostro organismo.

Avere una visione a lungo termine significa innanzitutto fare scelte consapevoli riguardo all'alimentazione. Significa essere informati su quali alimenti sono pro-infiammatori e quali, al contrario, hanno proprietà antinfiammatorie. Significa anche essere in grado di riconoscere gli alimenti nutrienti e saperli inserire in maniera equilibrata nelle proprie giornate. Ma fare della dieta antinfiammatoria uno stile di vita non significa solo mangiare gli alimenti "giusti". Significa anche approcciarsi al cibo e all'alimentazione con un'attitudine positiva, sapendo che ogni scelta che facciamo contribuisce a nutrire il nostro corpo e a mantenerlo sano.

Un altro aspetto importante per rendere la dieta antinfiammatoria uno stile di vita è la costanza. Questo non significa che non ci possano essere eccezioni o che non si possa mai mangiare un alimento pro-infiammatorio. Significa piuttosto cercare di mantenere una certa coerenza nelle proprie scelte alimentari, cercando di privilegiare, per quanto possibile, gli alimenti antinfiammatori. La costanza è fondamentale perché è l'esposizione prolungata agli alimenti pro-infiammatori a provocare infiammazione cronica, mentre l'assunzione regolare di alimenti antinfiammatori aiuta a mantenere sotto controllo l'infiammazione e a prevenire l'insorgenza di problemi di salute.

La flessibilità è un altro elemento chiave per rendere la dieta antinfiammatoria uno stile di vita. Questo significa essere in grado di adattare le proprie scelte alimentari alle diverse situazioni che si possono presentare, come ad esempio un pranzo fuori casa o una festa di compleanno. Il trucco è cercare di fare scelte intelligenti senza però sentirsi in colpa se ogni tanto si decide di fare un'eccezione.

"Consigli per mantenere i benefici a lungo termine" - Suggerimenti pratici su come mantenere i benefici della dieta antinfiammatoria nel tempo, inclusi consigli su come gestire le ricadute e come rimanere motivati.

Mantenere i benefici della dieta antinfiammatoria nel tempo può rappresentare una sfida. Tuttavia, attraverso l'implementazione di strategie consapevoli e la pratica di abitudini sane, si possono superare gli ostacoli più comuni e continuare a godere di un benessere prolungato.

Un primo passo fondamentale è mantenere un approccio equilibrato e flessibile all'alimentazione. Non si tratta di eliminare completamente i cibi pro-infiammatori, ma di limitarne il consumo e scegliere, la maggior parte delle volte, opzioni più salutari. Ad esempio, se una volta a settimana si desidera gustare una pizza, non è un problema. L'importante è che non diventi un'abitudine quotidiana.

La pianificazione dei pasti può aiutare a mantenere l'impegno verso una dieta antinfiammatoria. Preparare in anticipo pasti e snack può aiutare a resistere alla tentazione di optare per cibi pro-infiammatori quando si è stressati o affamati. Si potrebbe considerare di dedicare del tempo durante il weekend per preparare in anticipo pasti e snack per la settimana.

La pratica di attività fisica regolare è un altro elemento chiave per mantenere i benefici della dieta antinfiammatoria. L'esercizio fisico non solo aiuta a ridurre l'infiammazione, ma favorisce anche la perdita di peso e il benessere generale. Non è necessario fare allenamenti intensi o lunghe sessioni di esercizio. Anche camminare a passo svelto per 30 minuti al giorno può fare una grande differenza.

È normale avere momenti di ricaduta. A volte, per vari motivi, potremmo ritrovarci a fare scelte alimentari non ottimali o a trascurare l'attività fisica. È importante non farsi scoraggiare da queste situazioni, ma vedere le ricadute come opportunità di apprendimento. Quando ci si ritrova a deviare dal percorso, si può cercare di capire quali fattori hanno contribuito a questo e cercare soluzioni per evitarlo in futuro. Ad esempio, se si è mangiato cibo pro-infiammatorio perché non si aveva tempo di preparare un pasto sano, si potrebbe considerare di pianificare in anticipo i pasti o di tenere a portata di mano snack salutari.

"L'importanza dell'attività fisica" - Sottolineare il ruolo dell'attività fisica nel mantenere i benefici della dieta antinfiammatoria, inclusi suggerimenti su come incorporare l'esercizio nella routine quotidiana.

L'attività fisica svolge un ruolo fondamentale nel mantenere i benefici della dieta antinfiammatoria. L'esercizio fisico non solo contribuisce a regolare il peso corporeo e a promuovere un generale benessere, ma può anche aiutare a ridurre l'infiammazione nel corpo.

Quando ci si muove, il corpo produce delle proteine chiamate citochine che hanno proprietà antinfiammatorie. Queste citochine aiutano a combattere l'infiammazione in tutto il corpo, svolgendo un ruolo cruciale nel mantenere i benefici a lungo termine della dieta antinfiammatoria.

Incorporare l'attività fisica nella routine quotidiana non necessita di stravolgimenti radicali del proprio stile di vita. Anche piccoli cambiamenti possono avere un impatto significativo.

Un'opzione è quella di sfruttare le attività quotidiane per muoversi di più. Ad esempio, si può scegliere di salire le scale invece di prendere l'ascensore, o di parcheggiare un po' più lontano dal luogo di destinazione per avere l'opportunità di fare una breve passeggiata.

È anche utile trovare un'attività fisica che si ama veramente, che sia ballare, fare yoga, andare in bicicletta o camminare all'aria aperta. Quando l'attività fisica diventa un'occasione di piacere e non solo un dovere, è più facile mantenere l'impegno a lungo termine.

Molti possono pensare che l'attività fisica debba essere intensa per essere efficace, ma questo non è vero. Anche l'attività fisica moderata può portare benefici significativi. L'Organizzazione Mondiale della Sanità consiglia almeno 150 minuti di attività fisica moderata alla settimana, che possono essere suddivisi in sessioni più brevi nel corso della settimana.

Anche la forza muscolare è importante nel contesto dell'infiammazione, poiché la massa muscolare produce anch'essa citochine antinfiammatorie. Quindi, includere nella routine anche esercizi di resistenza, come il sollevamento pesi o esercizi di resistenza con il peso del corpo, può essere molto utile.

Ricordarsi di fare pause durante il giorno, soprattutto se si ha uno stile di vita sedentario, è un altro aspetto importante. Alzarsi e muoversi per qualche minuto ogni ora può fare la differenza nel lungo termine.

"Monitorare i progressi e fare aggiustamenti" - Consigli su come monitorare i propri progressi e fare i necessari aggiustamenti al piano alimentare o all'attività fisica per continuare a migliorare la salute.

Monitorare i propri progressi è una parte fondamentale del mantenimento dei benefici a lungo termine della dieta antinfiammatoria. Per avere successo nel proprio percorso di salute, è importante non solo essere consapevoli di ciò che funziona, ma anche essere pronti a fare aggiustamenti quando necessario.

Per iniziare, stabilire obiettivi chiari e misurabili può essere molto utile. Gli obiettivi possono riguardare diversi aspetti del percorso antinfiammatorio, come il consumo di determinati alimenti, l'attività fisica, il peso o i marcatori di salute come la pressione sanguigna o i livelli di colesterolo.

Mantenere un diario alimentare e di attività fisica può essere uno strumento molto efficace per monitorare i progressi. Registrare ciò che si mangia e l'attività fisica che si svolge ogni giorno può aiutare a identificare modelli e abitudini, e a capire come questi possono influire sulla salute.

Il diario può includere anche note su come ci si sente fisicamente e mentalmente. Questo può aiutare a fare il collegamento tra ciò che si mangia e si fa, e come ciò influisce sul benessere generale. Ad esempio, si può notare che mangiare determinati alimenti porta a sentirsi gonfi o stanchi, o che fare una passeggiata dopo cena aiuta a dormire meglio.

È importante ricordare che il percorso antinfiammatorio non è un percorso lineare. Ci saranno alti e bassi, e ciò è del tutto normale. Ciò che conta è essere pronti a fare aggiustamenti quando necessario.

Se si nota che si sta raggiungendo un plateau, o se si riscontrasse una ricaduta nei vecchi comportamenti, potrebbe essere il momento di fare alcuni cambiamenti. Questi possono includere l'aggiunta di nuovi alimenti alla dieta, l'introduzione di nuovi tipi di attività fisica, o l'approfondimento di strategie di gestione dello stress.

Ricordate, il vostro percorso antinfiammatorio è unico per voi. Quello che funziona per una persona potrebbe non funzionare per un'altra.

Essere aperti a provare nuove cose e a fare aggiustamenti può aiutare a trovare ciò che funziona meglio per voi.

**"Oltre la dieta: altri modi per ridurre l'infiammazione"
- Discussione su altre strategie per combattere
l'infiammazione, come ridurre lo stress, migliorare il
sonno e smettere di fumare.**

Oltre a seguire una dieta antinfiammatoria, esistono diverse altre strategie che possono essere utilizzate per combattere l'infiammazione e promuovere una salute ottimale. Queste includono la riduzione dello stress, il miglioramento del sonno, la cessazione del fumo e l'adozione di altre abitudini salutari.

La gestione dello stress è un aspetto cruciale del controllo dell'infiammazione. Lo stress cronico può causare o peggiorare l'infiammazione, quindi trovare modi efficaci per gestirlo può avere un impatto significativo sulla salute. Ci sono molte tecniche diverse che possono essere utilizzate per gestire lo stress, come la meditazione, il yoga, la respirazione profonda, la terapia cognitivo-comportamentale e altre tecniche di rilassamento. Trovare un'attività che vi piace e vi aiuta a rilassarvi può essere molto benefico.

Il sonno è un altro elemento vitale per la salute generale e il controllo dell'infiammazione. Durante il sonno, il corpo ha la possibilità di ripararsi e rigenerarsi, e un sonno insufficiente o di scarsa qualità può contribuire all'infiammazione. Per migliorare la qualità del sonno, potrebbe essere utile mantenere una routine di sonno regolare, creare un ambiente di sonno tranquillo e confortevole, limitare l'esposizione alla luce blu prima di andare a letto e evitare caffeina e altri stimolanti nelle ore serali.

La cessazione del fumo è un altro passo importante nel ridurre l'infiammazione. Il fumo di sigaretta contiene migliaia di sostanze chimiche, molte delle quali possono causare infiammazione e danneggiare il sistema immunitario. Smettere di fumare può ridurre significativamente l'infiammazione e migliorare la salute in molti modi. Ci sono molte risorse disponibili per aiutare a smettere di fumare, compresi i programmi di sostegno, le terapie farmacologiche e le terapie comportamentali.

Oltre a queste strategie, ci sono molte altre abitudini salutari che possono aiutare a combattere l'infiammazione. Queste possono includere il mantenimento di un peso salutare, la moderazione nell'assunzione di alcol, la cura della salute dentale, e l'assunzione di farmaci come indicato dal proprio medico.

È importante ricordare che ogni persona è unica, e ciò che funziona per una persona potrebbe non funzionare per un'altra. È anche importante ricordare che il percorso verso la salute è un viaggio, non una destinazione. Può richiedere tempo e sperimentazione per trovare le strategie che funzionano meglio per voi.

Continuate a esplorare, a imparare e a fare piccoli cambiamenti verso uno stile di vita più salutare. Ogni piccolo passo conta, e ogni cambiamento che fate può portare a benefici significativi per la vostra salute nel lungo termine.

Se ritieni che questa lettura ti abbia soddisfatto, ti incoraggio a condividere la tua opinione tramite una breve recensione su Amazon. La tua valutazione potrebbe aiutare altri lettori a scoprire e apprezzare questo libro, rendendo l'esperienza di lettura ancora più gratificante.

Grazie,

Leo Torricelli

9 7 9 8 8 6 6 9 3 0 8 8 3